解密健康：
来自医生的健康家书 1

兰政文　兰晓雁　兰　静　著

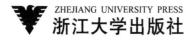

ZHEJIANG UNIVERSITY PRESS
浙江大学出版社

图书在版编目(CIP)数据

　　解密健康:来自医生的健康家书.1 / 兰政文,兰晓雁,
兰静著. —杭州:浙江大学出版社,2017.1
　　ISBN 978-7-308-15390-4

　　Ⅰ.①解… Ⅱ.①兰… ②兰… ③兰… Ⅲ.①医学—
普及读物 Ⅳ.①R-49

　　中国版本图书馆 CIP 数据核字(2015)第 290643 号

解密健康:来自医生的健康家书1

兰政文　兰晓雁　兰　静　著

策划编辑	张　鸽	
责任编辑	张　鸽	
责任校对	潘晶晶　林允照	
封面设计	黄晓意	
出版发行	浙江大学出版社	
	(杭州市天目山路 148 号　邮政编码 310007)	
	(网址:http://www.zjupress.com)	
排　　版	杭州星云光电图文制作有限公司	
印　　刷	临安市曙光印务股份有限公司	
开　　本	880mm×1230mm　1/32	
印　　张	6.125	
字　　数	138 千	
版 印 次	2017 年 1 月第 1 版　2017 年 1 月第 1 次印刷	
书　　号	ISBN 978-7-308-15390-4	
定　　价	32.00 元	

前　言

　　曾有一首名为《一封家书》的流行歌曲,诸君应该还记忆犹新吧。作词、谱曲并演唱的李春波,以其纯真的赤子情怀,唱出了打工者对家人的无限思念与祝福,感动了无数国人而风靡一时。其实,就是从那时起,笔者心底也激起了欲写一封家书的悸动。但不是为了抒说打工者的胸臆,而是关于健康方面的事儿。作为一个以济世救人为宗旨的医生,笔者几十年来听到或看到太多患者的苦恼、尴尬、困惑与无奈,他们因为少知甚至无知,在求医的道路上走了不少弯路,或致小病拖成大病,或致大病拖成不治之症,最终甚至以人财皆失的悲剧谢幕,令人扼腕不已。

　　医生与患者之间应该是一种什么关系呢?肯定不是纯粹的供与求那么简单的关系。曾有人用"同一个战壕里的战友"来喻之,颇受点赞,但却不够人性化,亲切感方面也尚有所欠缺。笔者认为用"家人"关系来描述则更具有时代感与亲和力。不是早就有"人类是一个大家庭"的说法嘛?何况正值提倡和谐社会、践行社会主义核心价值观的当代岁月呢。

　　既然都是"家人",那么关心彼此的健康状况、普及医学知识,也就自然地成为医生的一份天职。这也是"健康中国"理念的实践,亦是对每一位合格医务人员的要求。君不见现代医药发展日新月异,各种新观念与新信息层出不穷,然而人们对此的热度却远不如对待手机、电脑那样高,主动关注、了解与体验者少之又少。这就是笔者决定将写健康家书的想法付诸行动的最大动因：尽可能多地为读者介绍、解读与健康有关的新概念、新知识与新观点，让每一位珍惜健康者做到防病有措施（如主动休息、益生菌、疫苗等），查病有门道（如挂号、医学检查），治病有规则（如医学检查、出院医嘱、网络看病、网上买药），养病有法则（如病号饭、特长养生、水疗法、自然疗法）。不至于拿到体检报告单似看天书，满头雾水（如转氨酶、肺活量、牙菌斑、肠动力等学术味儿十足的医学术语）；不至于看到身上的疾病警告信号（如血糖、血压、尿酸等变化以及慢性疼痛）无动于衷，依然我行我素；也不至于面对侵蚀健康的"天敌"（如自由基、反式脂肪、PM2.5）而无主动防范的意愿与行动，一步步滑向"健康—亚健康—疾病"的渊薮。

　　一封家书解惑您一个健康问题，汇集起来便成了两本不太厚也不太薄的健康书。但愿您能像亲近手机、电脑那样去亲近它，对健康由无知变为有知，由少知变为多知，您与您的家人将受益无穷。须明白知识就是力量，也是健康，您不妨试试看。您能从手机或电脑达人华丽转身为健康达人，就是笔者最大的心愿。

目　录

Part 1　勿以为事小

Part 2　环境那些事

Part 3　流言蜚语

Part 4　休息,养生

Part 1　勿以为事小

自由基

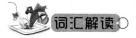

词汇解读

　　人吸入的氧气,有少量在体内多种酶的作用下,会生成一种极具破坏性的新物质。这种新物质含有一个不成对电子的原子团,处于很不稳定的状态,并在人体内四处游荡,"自由基"因之而得名,又称为游离基,实际上就是人体的一种代谢产物。

　　人为什么会生病?为什么会衰老?究其原因不少,比如日甚一日的大气与水源污染、病毒以及细菌等病原微生物的入侵、贪杯及嗜烟等不良生活习惯的干扰等。不过,这些都

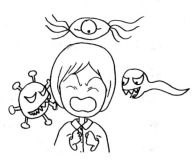

是"外敌",且广泛受到人们的重视,然而某些躲藏于人体内的祸患——姑且称之为"内奸"吧,则鲜为人知了。告诉您吧,自由基就是"内奸"之一,弄清其"庐山真面目",并设法清除之,乃是自我保健的秘诀之一。

"内奸"的真面目

　　我们每个人无时无刻不在呼吸,吸入氧气,呼出二氧化碳。

那么,吸入的氧气到底派了啥用场呢?它主要是参与了体内各种氧化反应,保障各种代谢活动的正常运行,从而维系生命。这本来是一件大好事儿,然而问题也出在这里——少量氧气在多种酶的作用下,生成了一种新的物质,这就是自由基。

自由基攻击的目标是人体的基本组成单位——细胞。自由基可深入到细胞的核心,将矛头直指生命的遗传物质脱氧核糖核酸以及酵素、细胞膜等,可谓劣迹斑斑。请看其部分"罪行"录。

●摧毁细胞膜,导致细胞膜变性,使细胞丧失吸收营养与排泄代谢废物的能力,更容易遭受细菌与病毒的入侵。

●攻击基因,造成基因突变而诱发癌症。

●干扰免疫系统,使人体表现出过敏反应;攻击淋巴细胞,迫使人体的免疫功能下降,或导致自身免疫性疾病。

●侵蚀脑细胞,使人体"攀上"早老性痴呆等疾病。

●氧化血液中的脂蛋白,造成胆固醇向血管壁沉积,引起动脉硬化,埋下心脏病和脑卒中(俗称"中风")发作的祸根。

●侵犯关节膜,干扰关节滑液的降解,诱发关节炎。

●侵蚀眼睛晶状体,导致白内障。

●侵蚀胰腺细胞,与糖尿病挂上钩。

●破坏体内的酶系统,释放出胶原酶和弹性硬蛋白酶,进而作用于皮肤中的胶原蛋白和弹性硬蛋白,并使这两种蛋白产生过度交联并降解,使皮肤失去弹性,出现皱纹等"衰老符号"。

显然,上述"罪行"还只是冰山一角,但足以显示医学专家将自由基喻为百病之源绝非戏言。

五大"锄奸勇士"

值得庆幸的是,人体内天生有一个对抗自由基的系统,医学上称之为抗氧化系统。在正常情况下,两者实力相当,可以打个平手,人体健康不受影响。反之,如果由于某些原因,比如工作紧张、压力增大、睡眠缺乏、饮食无规律、过量的紫外线辐射、嗜烟(据测算,抽一支烟可增加30万个自由基)、贪杯等,会导致自由基势力恶性膨胀,打破两者的平衡状态,人体的健康状况就要遭受"厄运"了。因此,医学专家建议从生活细节着手,采取综合措施,如劳逸结合、缓解压力、睡足睡好、戒烟少酒等,以削减自由基的"实力",维系人体的身心健康;同时调整好三餐结构,从食物中招募"锄奸勇士",将自由基这个"内奸"及时予以清除。笔者在此向您推荐五大"锄奸勇士"。

1. 抗氧化剂:诸如维生素(维生素E与C)、谷胱甘肽、胡萝卜素、微量元素硒等。此类抗氧化剂可将电子迅速地传递给自由基,让自由基趋于稳定,而本身却不会变成掠夺电子的物质,因而在"锄奸勇士"的排行榜上名列前茅。代表食物有柑橘、胡萝卜、番茄、花椰菜、菠菜、杏仁、大豆、动物肝肾及海产品等。

2. 抗氧化酶体系:包括超氧化物歧化酶、谷胱甘肽过氧化物酶、过氧化氢酶等,在抵御自由基方面与抗氧化剂有异曲同工之妙。代表食物有刺梨、山楂、大枣、香蕉、豆角、紫茄、韭菜、青椒、香菇、卷心菜、大蒜、洋葱、芦笋、西瓜及甘蓝等。

3. 保健食品:首推茶叶,其拥有以单宁酸为存在形式的生物黄酮素和茶多酚等抗氧化物。其次为菠菜、圆白菜等蔬菜,约含有600种天然抗氧化剂。山楂也"不甘示弱",其黄酮类抗氧化物质含量颇丰。此外,干红葡萄酒(含有花青素和白藜芦醇等强力抗氧化剂)、橄榄油(富含具有抗氧化作用的单不饱和脂肪酸)、胡萝卜(富含胡萝卜素)、黄豆(富含胡萝卜素,并有较弱的雌性激素作用,特别适宜于中老年女性)等,也都是抵御自由基的能手。

4.休闲食品:俗称零食,除了补充正餐营养的不足外,尚可提供一定量的抗氧化成分,如高钙、高纤维果冻类,大杏仁、松子、葡萄干等坚果类食品。其中,葡萄干为佼佼者。葡萄干与鲜葡萄的最大不同之处在于前者必须经过暴晒过程,而暴晒增加了鲜葡萄所缺乏的抗氧化成分——多元酚,如果用醋腌渍后食用,多元酚还会成倍增加。具体的方法是,准备好一大匙葡萄干,向其中加入一大匙天然酿造的醋,静置半小时即可食用。

5.中草药:如五味子、连翘、银杏、甘草、姜、丁香及紫苏等,含有十分丰富的黄酮类抗氧化成分。

提醒读者两点。①我们都生活在一个氧化环境中,环境污染、紫外线辐射加上工作压力,使很多人处于"氧化应激"状态,即亚健康状态,体内会不同程度地出现自由基过多或抗氧化能力下降的问题,故从膳食中招募"锄奸勇士"势在必行。至于都市上班族(工作紧张,生活无规律)、中老年人(自由基可随年龄增长而增多,而抗氧化剂水平则逐年下滑)、更年期妇女(雌性激素水平下降和内分泌紊乱)以及野外和高原地区工作人员(受紫外线强烈照射)等人群,比一般人更需要注意抵御自由基。②要发挥"锄奸勇士"的集体英雄主义精神,不可搞个人英雄主义,因为没有任何一种抗氧化剂可以替代群体的作用。比如单用胡萝卜素或维生素E,就如同用一把小提琴来演奏莫扎特的交响乐一样,很难达到"锄奸"的预期效果。换言之,应在食物的种类上下功夫,每天的食谱越丰富越好,抗氧化剂的多样性是必须强调与坚持的一个原则。

胆固醇

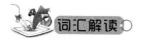 词汇解读

早在 18 世纪初期,科学家首次从人体胆结石中分离出了一种物质,将其命名为胆固醇。后来发现,胆固醇不止存在于胆结石中,人体内到处都有它的踪迹,如大脑(含量最多)、肝脏、血液、骨骼(含量最少)、肌肉、皮肤等部位,总量约占体重的 0.2%。更重要的是,胆固醇(尤其是血液中的胆固醇)与人体健康息息相关,成为人们健康必知的指标之一。

王先生在一家国企工作,自恃年富力强,对一年一度的健康体检不是躲就是逃,认为那是多此一举。这次由于妻子的严格监督,他不得不与同事一同走进了医院。然而,检查结果却让他大吃一惊:血液检查单显示,血总胆固醇与低密度脂蛋白胆固醇都明显超标,接近于正常值上限的 3 倍。医生的结论是,王先生患上了高脂血症。

血胆固醇? 高脂血症? 弄得王先生一头雾水。其实,生活中类似于王先生的人还真不少。那好,我们就来认识一下胆固醇吧。

胆固醇的身世与影响

人体胆固醇从何而来呢? 有两个源头:一是来自于食物(约占 20%~30%),被称为外源性胆固醇;二是由肝脏制造而来(约占 70%~80%),被称为内源性胆固醇。在正常情况下,胆固醇的生产、吸收与消耗自动地保持着平衡,因而能使血液中的胆固

醇浓度稳定在正常水平上。另外,血液中的胆固醇与另一种被称为甘油三酯的成分,统称为血脂。就说前面提到的王先生吧,虽然其血液中的甘油三酯水平正常,但胆固醇水平明显增高了,所以医生还是给他戴上了高脂血症的帽子。

客观地说,胆固醇并不像人们想象的那么坏,它是人体组成中必不可少的成分,在生命活动与新陈代谢中践行着重要的生理使命。除了传统认为的形成胆酸、构成细胞膜、合成激素(如雄性激素、雌性激素)等三大生理功能外,还对人类的生育能力以及智力水平均有较大的影响。诚然,血中胆固醇水平过高,可能促使动脉硬化的形成,进而演变成心脏病、脑卒中等;但过低同样不妙,请看来自医学界的几则最新信息。

●日本东京大学的研究人员发现,胆固醇是人体抵御癌症的一支重要方面军。血液中胆固醇水平过低的人,患结肠癌的概率是胆固醇水平较高的同龄人的3倍。

●欧美学者的资料显示,高胆固醇血症固然造成了冠心病和心肌梗死的高发生率,但脑卒中的主要原因却不是高胆固醇血症,而是血液胆固醇过低。一项涉及35万名成年男子的调查证实了这一点:在血液胆固醇低的高血压患者中,脑出血的发病率及死亡率均为最高。原因在于,低胆固醇血症使细胞脆性增加,导致血管壁变得脆弱,脑内小血管易破裂,更容易发生脑出血。

●一项来自夏威夷大学的最新研究报告指出,胆固醇过低可能是某些疾患临身的警号。因此,当您的验血单上胆固醇水平低于150毫摩尔/升时,切莫沾沾自喜,要小心是否有慢性感染性疾病潜伏的可能,如乙型肝炎、幽门螺杆菌感染、消化道癌症、慢性炎症性神经系统疾病等。

●另外的研究还显示,胆固醇过低可增加老年人的死亡风险,这可能与胆固醇过低导致免疫力下降有关。

胆固醇是一个"家族"

胆固醇并非单一的物质,而是一个家族。根据所含蛋白的密度不同,分为极低密度脂蛋白胆固醇、低密度脂蛋白胆固醇和高密度脂蛋白胆固醇"三兄弟"。

前两者("老大"与"老二")主要由饮食中获取,可以将游离胆固醇及甘油三酯(脂肪的主要成分)带入人体动脉血管壁上的平滑肌细胞等处,一旦不能被全部消耗,就会沉积于血管壁,促进动脉粥样硬化的发生与发展。若发生在连接心脏的动脉血管壁——冠状动脉壁上,则会引起人们熟知的心脏病——冠心病。因此,这两种胆固醇被称为"坏胆固醇"。

"老三"(高密度脂蛋白胆固醇)则相反,主要由肝脏制造,其使命是将过剩的胆固醇与甘油三酯从肌肉组织运回肝脏,并将其排出体外,防止其在血管壁上沉积,以保持血管畅通,故享有"血管的清道夫"之称誉,俗称"好胆固醇"。知道吗,美国研究人员曾调查了一组百岁老年人,尽管他们存在吸烟、懒于运动、偏爱荤食等不健康的生活习惯,但仍能高寿。究其原因,就在于他们体内有一种发生突变的基因,使人体在一生当中都保持着较高的"好胆固醇"水平,并能把这一优势传给后代,这也是长寿者往往呈现家族现象的奥秘所在。

正确应对胆固醇

明白了胆固醇有好有坏,就不能一概地降胆固醇水平了,而是要区别看待,分清好坏,坏者才降,好者还要升,才是科学的保健之道。那么，又该如何升好、降坏呢？

前面说过，人体内的胆固醇有两个来源，除了由体内肝脏制造的胆固醇之外，大约有 20％～30％来源于食物，尤其是"坏胆固醇"，大多由嘴"潜入"。因此，管好嘴，多吃以下健康食物，对于提升血液中的"好胆固醇"水平、降低"坏胆固醇"水平具有重要意义。

●燕麦：每天吃 1 大碗燕麦片，连吃 2～3 个月，"好胆固醇"水平可提升 15％，"坏胆固醇"水平则可降低 10％。

●洋葱：每天吃半个生洋葱，持续 8 个星期能使"好胆固醇"水平提升 20％，并降低血中"坏胆固醇"及甘油三酯水平。洋葱以生吃为好，煮得越久，提升"好胆固醇"水平的效果就越差。

●鱼类：海鱼，尤其是多脂肪的鲑鱼、沙丁鱼、金枪鱼、大马哈鱼、鲱鱼、鳟鱼等，富含 ω3 不饱和脂肪酸（欧米伽-3 不饱和脂肪酸），能有效地提升"好胆固醇"水平。但要注意鱼的吃法，以清蒸为佳，而烧烤及油炸容易因温度过高而引起脂肪酸变质。研究显示，每周 2 次，每次吃 3 两（150 克）清蒸鲑鱼，持续 8 周，体内"好胆固醇"水平可上升 10％。

●橄榄油：降低"坏胆固醇"水平，升高"好胆固醇"水平，同时阻止或减弱"坏胆固醇"对动脉血管的损害。地中海周边国家居民的心脏病发病率为全球最低，奥秘之一即在于他们常吃橄榄油。至于品种，以冷压方式萃取的橄榄油油质最佳，宜作为首选。

●豆类：用大豆制品代替肉类和乳制品，仅需 3 周时间，"坏胆固醇"水平就能减少 21％，"好胆固醇"水平就能升高 15％。黄豆也不错，可使"好胆固醇"水平提升 5％。

●黑芝麻：可使"好胆固醇"水平提升 4％。

●橘子：加拿大研究人员的试验表明，一天喝 3 杯橘子汁的人,"好胆固醇"水平提高 21％,同时同型半胱氨酸(诱发心脏病的物质)水平也有所下降。

●酒类:在所有食物与饮料中,对"好胆固醇"影响最大的当数酒类,其提升幅度可达 20％以上,以红葡萄酒为最佳。如果肝脏健康,则不妨每天饮用 1 小杯。

●咖啡:有关试验表明,每天喝 5 杯速溶咖啡的男人,其血液中"好胆固醇"的含量比没有喝咖啡的男人要高出 4％。但咖啡不宜多喝。

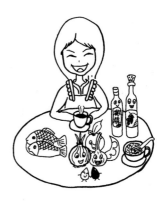

●大蒜:研究表明,每天服用适量的大蒜油,1 个月后,"好胆固醇"水平可升高 23％。

另外,维生素可通过抗氧化作用来保护"好胆固醇",同时能清除"坏胆固醇"。其中,首推维生素 C。维生素 C 不仅能强化细胞功能,不让"坏胆固醇"黏附于血管壁上,而且能提高"好胆固醇"水平。除了多安排蔬菜、水果(如花椰菜、小青菜、鲜枣、猕猴桃、柑橘、苹果等)外,尚可在医生指导下服用维生素 C,每天 300～500 毫克,餐后服用。有专家称,与每天服用 60 毫克维生素 C 的人相比较,每天服用 180 毫克维生素 C 者的"好胆固醇"水平升高了 11％。其次,推荐维生素 E。维生素 E 在菜籽油、玉米油等植物油中蕴藏量多;也可口服其药物制剂,每次 100 毫克,每天 1 次。再者,推荐泛酸。泛酸是辅酶 A 的一个重要组成部分,也有提高"好胆固醇"水平的功效。在日常食物中,除青豆、蚕豆、豌豆"三豆"富含泛酸外,香瓜子、黑芝麻、土豆、橘子和鸡蛋中的泛酸含量也不少,值得推荐。

配套措施要跟上

调整饮食固然是正确应对高胆固醇的关键举措，但不能单打独斗，而是要调动方方面面的积极因素，将体内的胆固醇调理到最佳水平。

1. 和谐性爱。美国宾夕法尼亚大学医学院教授迈克尔·西里戈廉诺博士提出，和谐的夫妻生活可使"好胆固醇"水平升高，有助于将体内"好胆固醇"和"坏胆固醇"的比率调节到最佳状态。虽说每次性生活的调节作用比较微小，但多次微小调节的积累将使人受益匪浅。

2. 有氧运动。从事体育运动或体力劳动的人，"坏胆固醇"水平比从事脑力劳动的同龄人要低，而"好胆固醇"水平却要高。研究人员以小鼠为对象的实验证实了这一点，他们让小鼠每天进行游泳、跑步等有氧运动，2个月后，"坏胆固醇"水平有了显著的降低，而"好胆固醇"水平则明显增高。另一份以人为对象的研究显示，每周坚持走1万～1.2万步，则可提升"好胆固醇"水平2.6％。有氧运动之所以如此神奇，主要在于它可以提高"好胆固醇"受体的基因表达水平，进而改善血脂构成，纠正人体生理、生化代谢失调，使脂质代谢朝着有利于健康的方向发展。另外，运动促进了人体的代谢，提高了脂蛋白酶的活性，加速脂质的运转、分解和排泄。

3. 严格戒烟，包括二手烟、三手烟。早有资料表明，吸烟者的"好胆固醇"平均水平低于不吸烟人群。新近又有研究发现，吸烟所致的"好胆固醇"水平下降尚与吸烟数量和性别有关。女性受害的程度重于男性，每天吸烟数量大于20支的女性，"好胆固醇"水平最多可以减少9.9％；相比之下，男性受害的程度稍低，最多可减少2.6％。

4.减轻体重。人的体重是胆固醇水平一个重要的决定因素,体重每升高 1 千克,"坏胆固醇"水平则升高 2%。相反,若体重能减轻,则有利于"好胆固醇"水平上升。资料显示,肥胖者体重每减轻 3 千克,"好胆固醇"水平可提升 0.03%。不过,减重的方式务必健康,如节食与运动相结合,不可乱减肥,否则有害无益。

附录 1.您需要检测血脂吗?

1.健康人 20 岁时可做第一次血脂化验,以后每 2 年查一次。对于有高脂血症家族史者,其初次检查的年龄应酌情提前。

2.对于有原发性高血压、糖尿病、脂肪肝、动脉粥样硬化性疾病、疑为继发性高脂血症者,其在初诊时均须查血脂,以后每年检测一次。

附录 2.检查血脂前的准备事项

1.检查前 2 周应保持正常饮食,不要过食油腻食物。

2.检查前 24 小时避免饮酒和剧烈运动。

3.检查前夜 10 点以后不要再进食。

4.检查当天早晨空腹(可以喝白开水和服药)。

5.到医院采血前安静休息 5 分钟。

6.利尿药、避孕药、激素等药物可影响脂质代谢,正在服用这些药物者应事先告知医生。

附录 3.学会看血脂化验单

1.总胆固醇含量:正常参考值为每升血低于 5.2 毫摩尔(即＜5.2mmol/L);而超过每升血 5.2 毫摩尔(即＞5.2mmol/L)为异常。

2.甘油三酯含量:正常参考值为每升血低于 1.7 毫摩尔(即＜1.7mmol/L);每升血 1.7～2.3 毫摩尔(即 1.7～2.3mmol/L)为异常;每升血高于 2.3 毫摩尔(即＞2.3mmol/L)为过高。

3.高密度脂蛋白胆固醇含量：正常参考值为每升血 0.91～1.6 毫摩尔（即 0.91～1.6mmol/L）；每升血低于 0.91 毫摩尔（即＜0.91mmol/L）为异常。

4.低密度脂蛋白胆固醇含量：正常参考值为每升血 1.56～3.64 毫摩尔（即 1.56～3.64mmol/L）；每升血超过 3.64 毫摩尔（即＞3.64mmol/L）为异常。

特别提示

1.各医院因检测方法、实验条件的差异，血脂检查指标的正常值也不尽相同，可结合化验单上标有的正常参考值进行对照判断。

2.血脂水平本身即有较大的生物学波动，季节变化、月经周期及伴发疾病等也会影响检测结果，不能仅凭一次检测就匆忙下结论。当一次检测有异常时，可于 2 周后复查。

3.血脂检测正常也不能马虎大意，须结合自身具体情况（如有无心脑血管病的危险因素），向医生咨询是否需要做生活调理或服用降血脂药。

同型半胱氨酸

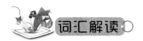

人体每天都要摄入大量蛋白质,蛋白质就是同型半胱氨酸的"祖宗"。蛋白质进入人体后,会分解出一种被称为甲硫氨酸的物质,它就相当于同型半胱氨酸的"父辈",再进一步分解的产物就是同型半胱氨酸。

年届"不惑"的毛工程师正值事业辉煌之时,却突发心绞痛,然后被心脏科医生戴上了冠心病的帽子。他感到很冤枉,因为他平时比较注意自己的健康,不抽烟,不饮酒,血压、血脂、血糖也都不高。总之,几乎所有传统意义上的导致心脏病的因素,他都没有,怎么还是未能逃出冠心病的魔爪呢?正在他感到疑惑之际,一份化验单放在了他的面前:血液中一种被称为同型半胱氨酸的物质含量达到 100 毫摩尔/升(mmol/L),大大超标(正常值为 5～15 微摩尔/升)。医生告诉他,这就是使他与冠心病结缘的祸根。

原来,传统意义上的"三高"(原发性高血压病、高脂血症、高血糖)以及烟、酒等因素确能引起心脏病,但还有将近一半的心脏病患者像毛工程师那样,患病原因与这些因素无关。经过医学专家们的深入探索与研究,终于弄清了这部分人得心脏病的缘由,乃是体内过多同型半胱氨酸作祟的结果。换言之,在心脏科医生的眼里,同型半胱氨酸是继"三高"之后的一位独立的心脏"杀手"。

8岁儿童夭折——"杀手"初露"狰狞"

事情得追溯到70年前。那是20世纪30年代的一天,一名具有爱尔兰血统的8岁美国男孩子因头痛、嗜睡、呕吐等症状被家人送入美国麻省总医院急诊室。入院之后,男孩很快出现左半身瘫痪、高烧、血压升高等危重症状,不到3天时间就一命归西了。解剖尸体后发现,导致男孩死亡的直接凶手是颈动脉硬化所致的脑梗死。于是,一个疑问摆在了医学专家们的面前:通常只发生在中老年身上的动脉硬化症,为什么会出现在一个年仅8岁的孩子身上,而且还要了他的命呢?

无独有偶,又过了32年,一名9岁女孩"重蹈覆辙"。更巧的是,这位小女孩与32年前的8岁男孩还是本家,算起来小姑娘还应该叫那位夭折的8岁男孩一声叔叔。这一下引起了医学专家的高度警觉,他们便对小姑娘的尿液进行了化验,"凶手"——同型半胱氨酸终于浮出水面,而这种特殊的化学物质则进入了医学专家的视野。诊断也因之而水落石出——小姑娘与她的叔叔得的是同一种病,叫作同型半胱氨酸尿症,属于遗传病系列。专家们据此推测,正是同型半胱氨酸引起了动脉硬化,而动脉硬化的直接后果便是冠心病与脑梗死。这就是著名的同型半胱氨酸学说。此学说开辟了动脉硬化研究的新天地,开拓了临床医生认识心脏病病因的眼界,也为毛工程师等一类冠心病患者找到了新的防治方法,称得上是心脏医学领域的一场革命。

"杀手"发难的三条渠道

同型半胱氨酸可通过三条途径向动脉血管"发难"。①与"坏胆固醇"(即低密度脂蛋白胆固醇)结合成一种"复合物",再

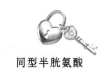

被动脉血管壁上的巨噬细胞吞噬而变成"泡沫细胞",从而发展成为动脉粥样硬化的基础。②变出的"泡沫细胞"又来分解先期形成的"复合物",将脂肪与"坏胆固醇"释放出来,促进血管壁上的斑块生成,或侵入动脉血管壁上的外周细胞,并将这些细胞变成毒性极强的自由基,损伤血管内皮细胞而诱发血栓形成。③直接刺激动脉平滑肌,使平滑肌细胞过度生长、老化、组织纤维化、变硬,最终形成动脉硬化。如果硬化的血管是为心脏输送血液的冠状动脉,则冠心病便"应运而生"了。

说到这里,读者该明白同型半胱氨酸与心脏病之间的渊源了。换言之,要想心脏平安,必须保证包括冠状动脉在内的动脉血管不受硬化之害;同时也要保证动脉血管的健康,控制血液中的同型半胱氨酸水平,不使其超标,这是爱心护心的必要举措。

普通维生素挑战心脏"杀手"

也许有人会说,我家又没有人得过美国小姑娘及其叔叔的那种病,与同型半胱氨酸不会有关系吧?错了!可以说,人人都与这种化学物质有关。道理很简单,因为您不可能不食用蛋白质,只要您吃了蛋白质,就会有同型半胱氨酸产生。事实上,我们每个人的体内都有这种物质存在,只是含量不同罢了。只要这种物质的含量不是太高,没有超过正常范围,就不会致病。如同胆固醇一样,过量才会有害。

那么,有没有办法不让体内的同型半胱氨酸超标呢?专家的回答是肯定的。从代谢规律来看,同型半胱氨酸来源于蛋白质,并具有一定的毒性,但可变成无毒的胱硫醚而随尿液排出体外。

不过,有毒的同型半胱氨酸要变成无毒的胱硫醚,需要有三种维生素助其一臂之力,即维生素 B_6、维生素 B_{12} 及叶酸。这些维生素虽然极其普通,却有神奇的生理功能,或通过调控作用使同型半胱氨酸再度转化成甲硫氨酸,或促使同型半胱氨酸分解成胱硫醚。如果缺乏维生素,同型半胱氨酸就会在血液中积存起来,达到像毛工程师那样甚至更高的水平,动脉血管将"在劫难逃",累及心脏便是"顺理成章"的事情了。

由此可以悟出两点防范策略:①减少富含甲硫氨酸食物的摄入,以削减同型半胱氨酸的来源。据测量,动物蛋白,特别是动物内脏(如猪肚、猪脑髓、猪肝、猪肾等)含有较高的甲硫氨酸,故此类食物宜少吃。②补足上述三种维生素,促进同型半胱氨酸向胱硫醚转化(研究资料显示,一般人每天补充叶酸0.5～5.0毫克,心脏病患者每天补充叶酸2.5～10.0毫克;半个月后,血中的同型半胱氨酸便可下降20%～50%,疗效确切)。这样一增一减,就可以使体内的同型半胱氨酸始终处于正常水平而保持心脏的健康了。

维生素的补充方法有以下几种。①食补:即在三餐中多考虑绿叶蔬菜、水果以及粗粮、全麦食品等。②药补:即在医生指导下服用维生素药片。美国推荐的方案可供参考:预防心脑血管病,每天顿服5～10毫克叶酸＋10毫克维生素 B_6;已患心脏病者,每天服用的叶酸量可增至10～30毫克,维生素 B_6 为10～30毫克,连服半个月到一个月,以后减为预防量,并长期服用。

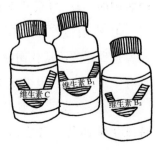

细　菌

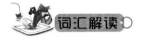

　　细菌是微生物中的一类,最小的细菌只有0.2微米长,大多只能在显微镜下看到其真面目。按形态又分为球菌(如单球菌、双球菌、葡萄球菌、链球菌)、杆菌及螺旋菌(包括弧菌与螺菌)等。

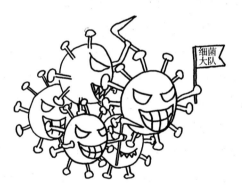

　　人类不少疾病源自形形色色的细菌"作祟",不知您的脑海里是否闪过这样的念头:要是没有细菌该多好,我们不就会活得更健康、更长寿了吗?可科学家却要告诉您:您的想法既不现实,也不科学。因为人类与细菌天生就有着不解之缘,自您出生起,细菌就纷纷"登陆"您的身体,从此便"不离不弃",伴您整整一生。如果将您放置在显微镜下,就会看到除了心、脑、肝、肺、肾等器官以及血管和淋巴系统外,皮肤、呼吸道、胃肠道和生殖泌尿道等不少对外"开放"的部位都有细菌的踪迹。看来,了解细菌与人体健康的一些微妙关系大有必要。

细菌的"势力范围"

刚才说过，人体不少部位都有细菌的踪迹，特别是以下几大部位。

●皮肤：人体与外界直接接触的器官，自然受到细菌的"垂青"。不过，细菌数量多寡则因个人的卫生习惯以及环境状况的不同而有所差别。皮肤上的细菌主要为表皮葡萄球菌、金黄色葡萄球菌等，这也是皮肤遭受损伤后易引起疖、痈等化脓性感染的症结所在。

●眼睛：包括睫毛、眼结膜等部位，寄生的细菌有表皮葡萄球菌、结膜干燥杆菌、类白喉杆菌等。

●口腔：为头面部的细菌大户，约有500多种细菌，1毫升唾液中有1亿个以上细菌。牙齿上就更多了，1毫克牙菌斑中可达到1000亿个细菌，包括各种球菌、乳酸杆菌、梭形菌及真菌等。其原因在于口腔环境温暖潮湿，大量食物残渣与脱落的上皮细胞又提供了良好的"生存土壤"，故成为细菌的一方"风水宝地"。

●鼻腔：为人吸入空气的管道。空气中的大量细菌裹挟在鼻毛之间，如像葡萄串一样聚集的金黄色葡萄球菌、奈瑟氏细菌、肺炎球菌及流感杆菌等。鼻腔深处则是链球菌的"安乐窝"。链球菌是一种杆状细菌，呈链状相连。

●腋窝：每平方厘米细菌数量可达1000万个。最常见的细菌有两种，一种是疱疱棒状杆菌，如果它堵塞毛孔就会形成痤疮；另一种是表皮葡萄球菌，成团聚集，为皮肤上的长住"居民"。

●肚脐：人的体温不冷不热，加上肚脐潮湿又安全，很适合细菌生活。这些细菌会制造出长长的丝线，并缠绕起来，将积聚的人体毛发与衣服纤维裹在一起,把自己掩盖起来。故在洗澡时,务必认真清洗肚脐,以清除隐患。

●脚:脚底约有 25 万个毛孔,每天会流出多达 60 毫升的汗水,为细菌的繁衍生息营造了良好的环境。最常见的是一种真菌,以脚上死亡的表皮为食物,是引发脚气的罪魁祸首。

●肠道:其细菌数量居全身之首。论体积,细菌占了粪便的 1/3;讲重量,它相当于体重的 1/100～1/50;至于数量,它相当于人体细胞的 10 倍,多达 100 兆以上。100 兆是个什么概念呢?打个比方,地球上的人口约为 45 亿,而 100 兆相当于 45 亿的 2 万倍以上。如将一个人的肠内细菌排成一列,其长度约可绕地球 2 圈多。肠内细菌主要有大肠杆菌、双歧杆菌、脆弱类杆菌、厌氧性球菌及乳酸杆菌等。其中,双歧杆菌约有 1000 亿个,占整个肠道细菌的 90％以上,堪称"老大哥"。

●阴道:是仅次于肠道的又一个细菌"王国"。其中,乳酸杆菌占了绝对优势,它将阴道表皮细胞储存的糖原分解成乳酸,使阴道保持一定的酸度,从而杀死入侵的致病菌,并抑制阴道内其他病菌的滋生与繁殖,医学上将其称为阴道的"自洁作用"。成年女性阴道里,总是有一些耐酸的细菌和酵母菌,它们有助于把酸碱度(pH 值)保持在 4.5 左右,这足以杀灭很多病原菌,且有利于健康。而阴毛上偶尔会出现的阴虱和疥螨就不利于健康了,这些寄生虫无须通过皮肤的直接接触,就可以通过床单、毛巾和衣服"移民"到他人身上。

也许您会感到不解,人体内不是有强大的免疫系统吗,为什么竟有如此众多的"外来客"从容地生活在人体中呢?是不是免疫系统"渎职"了呢?非也。原来这些微生物自有独特的"绝活"，能够巧妙地躲过免疫系统的巡查而幸存下来。以肠道细菌为例，它能从肠壁上抢得保护层，帮助自己"瞒天过海"。研究人员以大鼠作为观察对象的研究发现，细菌在肠道中包裹着一层自身原本没有的"防弹衣"。这层"防弹衣"是细菌从肠道内壁剥下后据为己有的"糖外衣"，如果将这层"糖外衣"剥去，大鼠体内的细菌就会迅速死亡。换言之，正是这一层"糖外衣"帮助细菌"蒙混过关"。

细菌分好坏

有一种偏见，认为细菌都是"黄世仁""南霸天"一类的坏家伙，必先除之而后安。实际上，不同的细菌对人体健康的影响不一样。有一类细菌比如双歧杆菌、乳酸杆菌等，对人体很有益，属于好细菌，是人类的朋友。那么，好在哪里呢？就以肠道双歧杆菌为例吧，它对人体健康的贡献至少体现在以下六个方面。

●在肠道表面形成天然屏障，抵御致病菌的侵袭，在肠道内扮演健康"警察"的角色。

●抑制腐败细菌的繁殖，保持肠内环境的干净。

●制造乳酸、乙酸，促进肠蠕动，防止便秘。

●制造养分，如维生素 B、K 以及叶酸等人体必需的维生素。

●"训练"初生婴儿的免疫系统，以"对抗"过敏反应，降低湿疹等过敏性疾病的发病概率。

●能协同提高某些药物的治疗效果。比如人参，有人服用效果好，有人服用效果差，原因可能在于后者体内缺乏分解人参有效成分（如人参皂苷）的细菌。

另一类细菌则相反，是制造疾病的"凶犯"，被称为有害菌，以威尔斯菌、梭状芽孢杆菌、葡萄球菌、绿脓杆菌等为代表。这类细菌劣迹斑斑,如使肠内的蛋白质或氨基酸腐败,形成有害的物质,或促使血压上升,加快人体老化,有时还会制造致癌物。因此,多种疾病与其息息相关,如腹泻、肝病、免疫力下降、儿童自闭症、老年痴呆甚至癌症等。此外,常见的亚健康状态,如厌食、营养不良、失眠、疲劳、精神萎靡不振也与肠道菌群失调有关。

这两类细菌水火不容,争斗不息,将肠道变成了一个烽火连天的战场。由于有益菌占有绝对优势,故胜利总是属于它们。正是这种"鹬蚌相争"的态势让人体健康这个"渔翁"得了利。

保护有益菌

有益菌给人带来如此多的好处,因此,积极保护、壮大其实力便成为人类自我保健的秘诀之一。

1.坚持三餐膳食均衡的原则。食物品种多样、粗细搭配、荤素合理,尤其要多食富含维生素与纤维素的食物,如蔬菜、水果、薯类、豆类与全麦类等,以有效地抑制有害菌的增殖。也可常饮酸奶,或服一点蜂乳、人参等,这些食品中含有丰富的双歧因子,有利于壮大双歧杆菌的阵容。关于具体每天摄入多少膳食纤维,目前没有统一的标准,一般以确保大便松软、通畅,每日 1 次左右为宜。

2.选择喜爱的运动项目,并持之以恒。勤做俯卧撑、腹部按摩,有利于强化腹肌,促进新陈代谢。

3.要有愉悦的情绪。精神压力不利于有益菌的繁衍生息。

4.口腔卫生要讲科学,正确刷牙漱口,定时洁牙以清除牙垢,保持口腔卫生。切忌依赖药物牙膏,尤其不可长时间滥用,以免药物牙膏中的杀菌成分误伤有益菌。

5.慎用抗生素,如林可霉素、克林霉素、四环素、头孢菌素、阿莫西林、利福平等,尤其是口服抗生素,容易误杀双歧杆菌等有益菌。如果长时间或经常使用抗生素,可在医生指导下直接补充活菌剂,如枸橼酸铋钾(丽珠肠乐)等。

6.要正确实施阴道护理。阴道冲洗液以及高锰酸钾液有强大的杀菌作用,可使乳酸杆菌等有益菌惨遭"屠戮",致病菌反而不断增多,削弱了阴道的自洁作用,招惹炎症上身。正确举措是:增强营养,平时勤洗、勤换内衣裤,合理使用卫生带,已婚女性要注意性生活卫生,阴道无炎症不要随便动用高锰酸钾液冲洗,冲洗液宜选择温水或加入半匙到一匙的食醋,兑成弱酸性液体使用。健康女性清洗外阴也不必过勤,每1～2天清洗一次足矣。

7.莫要盲目赶时髦,比如时下颇为流行的灌肠,虽能暂时驱除毒素,取得一时之快,但经常如此容易引起肠道菌群失调,从长远看得不偿失。

肿瘤病毒

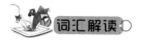

肿瘤病毒是指能诱发或引起恶性肿瘤（又称癌症）的病毒。

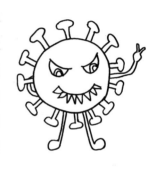

说起癌症，人皆闻之色变，症结在于其病因不清，缺乏有效的防治举措。其实，医学发展到今天，人类对癌症的认识已有了重大进展，某些病毒与癌症的因果关系已有了眉目。换而言之，防癌的有效途径之一就是强化对某些病毒的防治。

来自美国医学界的最新信息显示，已有近 10 种病毒与癌症有"瓜葛"，它们被统称为肿瘤病毒。"黑名单"如下。

人类乳头瘤病毒

人类乳头瘤病毒（HPV）是一种嗜上皮性病毒，目前已发现几十个型别，常在有一定分化程度的上皮细胞内增殖并致病，如生殖器官附近的皮肤和黏膜上的寻常疣、尖锐湿疣以及乳头状瘤等良性肿瘤都是其"杰作"。医学专家早在 20 世纪 70 年代就提出，此种病毒可能是一种致癌因素，与以下几种癌症发病有关：①咽喉癌，发病位置较深，在声带附近，乃因口腔与性器官接触而致感染。②阴道癌及外阴癌。③肛门癌。④宫颈癌，多与该病毒 16 型、18 型感染有关。

对策：①注意性卫生，用好安全套；②保持性专一，拒绝多性伴侣；③定期做妇科检查，如有外阴溃疡应及时治疗；④定期到医院接受 HPV 病毒检查，有条件者最好接种 HPV 疫苗。

人类疱疹病毒 4 型

人类疱疹病毒 4 型又被称为 EB 病毒，主要经唾液传播，在欧美国家常发生于青少年，经接吻而传播。据美国肿瘤学家研究，此种病毒与以下几种癌症有牵连。①伯基特淋巴瘤：施行肝、肾等器官移植手术的患者容易受害。②霍奇金淋巴瘤：是淋巴结的肿瘤，EB 病毒会扰乱和阻止淋巴细胞凋亡，大约一半的霍奇金淋巴瘤"祸起"EB 病毒感染。机体免疫力低下时容易感染这类病毒。③鼻咽癌。

对策：①做过器官移植手术且长期服用免疫抑制剂的患者须在医生指导下用药，不要随意滥用；②避免接触各种射线及一些放射性物质，生活有规律以助于提高免疫力；③尽量少食腌制或不新鲜的食物，如咸鱼、腌菜等，保持鼻腔清洁，防止鼻咽癌上身。

肝炎病毒

肝炎病毒包括甲肝、乙肝、丙肝、丁肝、戊肝病毒五种，以乙肝、丙肝病毒与肝癌关系较为密切，首推乙肝病毒。医学资料显示，肝癌患者中乙肝病毒表面抗原的阳性率明显高于健康人群，90％的肝癌标本中可以找到乙肝病毒，慢性乙肝病毒携带者发生肝癌的可能性较健康人高出 100～300 倍。乙肝病毒的传播途径主要是垂直传播和血液、体液接触。其次是丙肝病毒。丙肝病毒可导致肝脏炎症反复发作，造成肝脏损伤而致癌变。输血和共用注射针头是丙肝病毒的主要传播方式。

对策:①接种肝炎疫苗,如甲肝疫苗、乙肝疫苗等;②防止医源性传播,确保一人一针一管一消毒,提倡使用一次性注射器,对带血污染物品进行彻底消毒处理,加强血液制品管理;③对已患肝炎者应及时进行正规治疗,并严禁饮酒。

艾滋病病毒

艾滋病病毒(HIV)与卡波西肉瘤关系密切。卡波西肉瘤,又被称为多发性、特发性、出血性肉瘤。医学研究发现,此种病毒传播也与不洁性交有关。

对策:禁止不洁性交。

人类嗜 T 淋巴细胞病毒 1 型

美国癌症研究专家肖普拉博士表示,人类嗜 T 淋巴细胞病毒 1 型(HTLV-1)可引起成年人 T 细胞白血病或淋巴瘤,通常通过静脉注射传播。

对策:避免与他人共用注射针头;曾与他人共用过针头的人应接受检查。

牙菌斑

　　牙菌斑,"牙"指的是牙齿,"菌"为细菌,"斑"即斑块,组合起来就是牙齿上的细菌斑块。

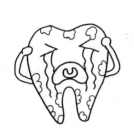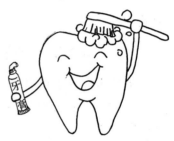

　　一个人身上有好几处细菌聚集之地,除皮肤、鼻腔、肠道以及女性阴道外,口腔堪称头面部的细菌"风水宝地"。1毫升唾液里约有1亿个以上细菌,每颗牙表面约有1000~10万个细菌(口腔卫生不良者每颗牙表面细菌数可达1亿~10亿个)。因为口腔环境温暖潮湿,大量食物残渣与脱落的上皮细胞又提供了良好的"生存土壤",故细菌"兴旺发达",成为口腔里的"常住居民"。口腔内的细菌有葡萄球菌、链球菌、乳酸杆菌、涎链球菌、厌氧链球菌、奈瑟氏菌、以色列放线菌、螺旋体、嗜血菌、产黑色素拟杆菌等,种类多达500多种,包括有益菌、非致病菌以及条件致病菌(一旦人的体质下降就可能致病)等。

　　医学研究表明,牙菌斑是由细菌相互抱团,定居于牙面、牙与牙之间,并与食物残渣、脱落的口腔上皮细胞和唾液等混杂组成细菌性生物膜,牢牢地黏附于牙齿表面而形成的。其形成过程可分解为三个阶段。

第一阶段:唾液中的蛋白或糖蛋白等养分被吸附到牙面,形成生物膜,质地均匀透明,如同肥沃的"土壤",这被称为获得性薄膜形成阶段。此膜在数分钟内便可完成,2小时可厚达100微米,24~48小时可增厚至400微米。

第二阶段:"土壤"形成之后,便可吸引细菌来定居,同时为细菌提供营养,使细菌黏附和共聚,并生长繁殖,这被称为细菌的生长阶段。一般在获得性薄膜形成3小时左右,即有细菌移居其上,开始是单个细菌出现,之后则以平均每3~4小时更新一代的速度繁殖,24小时即可形成肉眼能看到的菌斑。

第三阶段:菌斑进一步发展壮大,趋于成熟。众多细菌集结在一起,互相提供营养物质,同时汲取唾液中的养分,大量增殖,菌斑结构更加紧密,可以共同抵抗外界的干扰,漱口等方法也无法将其清除掉。一般来说,从获得性薄膜形成开始,历时1周左右即可发展成拥有各种细菌的复杂、成熟的牙菌斑。

按照牙菌斑形成的部位,分为龈上菌斑和龈下菌斑两种:前者附于龈缘以上的牙冠上;后者则附于龈沟或牙周袋内的根面上,且又可分为附着性龈下菌斑和非附着性龈下菌斑。无论哪种菌斑,都将是危害健康的祸根,与多种牙病或其他疾病密切相关。

牙菌斑"罪恶累累"

牙菌斑究竟有哪些危害呢? 医学专家将其归纳为局部危害与全身危害两大类。

先说局部危害。牙菌斑一旦形成,便开始其"为非作歹"的行程。首先，薄膜持续增厚，硬化后形成牙结石（又称牙垢），引发口臭。接下来，牙结石侵入牙龈，造成牙龈红肿发炎或萎缩，引起牙龈炎，表现为牙龈充血、刷牙出血。随着牙龈炎症的深入，可破坏牙床骨骼，进入牙周病阶段，常可出现牙根尖炎（表现为咀嚼疼痛）或龋齿（俗称蛀牙或虫牙，可诱发牙髓炎，产生剧烈疼痛）。最后，牙床遭到破坏，牙龈萎缩，牙齿松动、脱落，只有依赖安装义齿（俗称假牙）来维持口腔的完整性并保证咀嚼的功能。

再说全身性危害。牙菌斑的细菌可潜入血液，并随血液流入全身而"四处作案"。美国学者发现，潜伏于牙周的细菌能产生一种特殊酶，可促使血管内的血液凝结，形成血栓对血管造成堵塞，导致缺血性中风（如脑梗死）发作，尤其是比较严重的牙周炎患者，链球菌等致病菌的入侵风险与口腔内留有一条长达9英寸的慢性伤口差不多，发生脑卒中（俗称中风）的概率为牙周健康者的2.1倍。芬兰学者报告，细菌可随血液流向心脏，引起心肌炎等，最终导致心脏病发作；牙周炎患者发生心脏病的概率大约相当于牙周健康者的1.4倍。澳大利亚学者披露，引起胃病甚至胃癌的祸首——幽门螺杆菌，平时就躲藏在口腔的牙垢、牙结石以及炎症病灶中，一旦人体免疫力下降，即可趁机随唾液或食物潜入胃中，引起胃黏膜炎症，形成胃炎或胃溃疡，甚至引发胃癌。有资料显示，胃炎、胃溃疡和十二指肠球部溃疡患者中有幽门螺杆菌生长的概率高达64％～88％；胃癌患者则更高，在胃窦癌、胃腺体癌患者中，此菌的阳性率达到94％以上。日本学者揭示，牙齿炎症中的细菌可随血液流窜到肾脏、肺部等器官作案，诱发肾炎、肺炎。另外，有些细菌可产生毒素，潜入血液之后使胰岛素受体不能与胰岛素结合，导致血糖升高，引发糖尿病。

现在明白了吧,牙菌斑的危害不只限于牙齿本身,而且关系着心、脑、肺、肾等重要脏器的健康,甚至成为心脏病、糖尿病、脑卒中以及某些癌症等死亡率极高的疾病之重要诱因,故积极应对刻不容缓。

与牙菌斑打一场持久战

如何应对牙菌斑呢?由于口腔不可能成为一个无菌的环境,也不能把所有的细菌都消灭掉(细菌统统被消灭掉以后,真菌会趁机作乱,后果将更严重),唯一的办法是与牙菌斑持续不懈地斗争,打一场持久战,将其控制在数量较低、不至于致病的水平上。具体措施有以下几个方面。

1.刷牙,每天至少刷牙2次。症结在于,口腔是人体的一大细菌库,在牙面清洁后大约8小时,细菌就会重新聚集,形成新的牙菌斑。故要想把牙菌斑控制在不致病的程度,每天须刷牙2~3次,每次刷牙3分钟以上,刷完牙以后含着牙膏漱口5~10秒,再用清水漱口1~2遍,让牙膏中有益于口腔健康的物质多留存一会。同时,酌情使用牙间刷,及时清除牙间隙的牙菌斑(即藏匿于牙与牙龈之间、牙与牙之间的牙菌斑)。

2.使用牙线。这是国际口腔卫生组织推荐的最好护齿工具,因为即使您每次刷牙时间长达5分钟,仍有30%~40%的牙齿清洁得不够彻底,牙齿排列不整齐的人更是如此。而牙线可以带出隐蔽处的牙菌斑,减少80%的寄居在牙齿邻接面的菌斑。用牙线时,要将牙线紧贴牙齿邻接面放入牙龈上方,然后上下移动数次刮除牙菌斑。每周用3次足矣。

3.使用牙签。如果发生了牙龈萎缩,牙与牙之间出现间隙(牙缝),不妨借助于牙签来清除牙齿邻接面的食物、软垢和部分牙菌斑。

4.漱口和使用漱口液。漱口是清洁口腔的一种方法,利用液体在口腔内流动的冲击力来清除滞留的食物残渣,但不能清除牙菌斑。若用漱口液(漱口水中加入了一些药物成分),则可减少牙菌斑的形成,有助于防止龋齿与牙周病,但不能滥用。

5.借助于食物之功。许多食物值得推荐,如蔬菜:以芹菜最优,因其富含膳食纤维,可对牙面进行机械性摩擦、清洗,从而减少食物的黏附和牙菌斑的形成;奶酪:含有酪蛋白,能有效阻止牙菌斑的形成;洋葱:含有硫化合物,能杀死引发蛀牙的变形链球菌,以新鲜的生洋葱效果最好;香菇:含有香菇多糖,可抑制口腔中的细菌制造牙菌斑;葡萄干:含有特殊成分,可抑制口腔内导致龋齿和牙周炎的细菌;芥末:含有特殊成分,可抑制诱发蛀牙的变形链球菌;茶:富含具有消毒、杀菌功效的多酚,能减少诱发蛀牙的变形链球菌,且有固齿作用。

6.咀嚼无糖口香糖。添加有木糖醇的无糖口香糖可抑制引发龋齿的细菌,减少牙菌斑的形成。

7.多喝水。进食后喝水可以冲走残留在口腔内的食物残渣,从而减少牙菌斑的形成。

8.定期洁牙。洁牙又称龈上洁治术,俗称洗牙,是利用超声洁治等手段及时清洗口腔内的牙菌斑与牙结石,不仅可以美白,更有预防牙周病的效果。最好在夏季洁牙。根据牙结石的形成情况和牙龈炎症情况,可半年、一年或两年做一次洁牙。

9.定期看牙医。蛀牙具有隐匿性,早期因牙齿表面完整也没有特殊症状,需要专业检查甚至拍X线片才能发现,故定期检查对于早期发现非常重要。一般12岁之前的儿童应每6个月检查一次(因为乳牙非常容易患龋);成年人每年检查一次;有牙质不佳或唾液过少等高患龋风险者应根据医生的要求,每3～6个月检查一次。

幽门螺杆菌

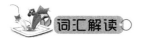

一种形体弯曲而呈螺旋形的细菌,主要寄居在胃部的幽门处,故被称为幽门螺杆菌。

如果您感觉胃不舒服,到医院检查,医生告诉您得了胃炎,祸首就是幽门螺杆菌。您可能惶惑了,幽门螺杆菌到底是什么东西?危害究竟有多大呢?又该如何缉拿它呢?

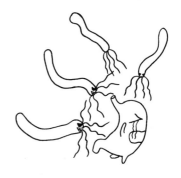

在20多年前,幽门螺杆菌才被医学专家发现(发现它的专家因此获得了诺贝尔医学奖)。胃成为人体内遭受其害的第一个器官,它使一个健康人变为胃炎、胃溃疡甚至胃癌患者。医学研究资料显示,感染了幽门螺杆菌者,大多数发展为慢性胃炎,10%～15%发展为消化性溃疡,1%发展为胃癌。

更糟糕的是,幽门螺杆菌的"野心"远不止于此,它穷凶极恶、四处作案,将魔爪伸向四面八方,与众多胃外严重疾病有牵连,成为影响人类健康的一大"天敌"。请看黑名单。

●肝硬化。有关专家研究了150余例肝硬化患者和1000余名健康献血者的幽门螺杆菌感染情况,发现肝硬化组的幽门螺杆菌感染率为76.5%,明显高于健康献血组(幽门螺杆菌感染率仅为41.8％）。这提示在肝硬化的发病进程中，幽门螺杆菌难脱干系。

●胆石症。科学家已经发现，胆汁中含有相对分子质量为13万的蛋白质，此种蛋白质具有氨肽酶的活性，能促进胆固醇结晶形成结石，而幽门螺杆菌也存在氨肽酶。这不能说只是一种巧合，乃是表明幽门螺杆菌在胆石症的形成中，扮演了极不光彩的角色。

●高血压。研究人员报告，大约85％高血压患者的血清中幽门螺杆菌抗体呈阳性。这项研究足以说明，高血压患者曾经或正在遭受幽门螺杆菌的侵袭，使用抗生素可能有助于高血压的防治。

●冠心病。幽门螺杆菌可以诱发冠心病。其诱发途径至少有三条：①该菌直接导致血中脂质代谢紊乱，引起低密度脂蛋白增多，进而诱发冠状动脉硬化；②该菌引起血中纤维蛋白原与C反应蛋白增多，两者都是冠心病的危险因素；③该菌产生细菌热休克蛋白，激活动脉硬化坏死的热休克蛋白，最终导致冠心病的形成。

●糖尿病。临床医生已在胰岛素依赖型糖尿病患者的血清中查出幽门螺杆菌的抗体，显示糖尿病也与幽门螺杆菌感染有关。推测可能是此菌通过人体的体液免疫而影响糖尿病的发生与发展。

●贫血。众所周知，三餐缺乏含铁丰富的食物是引起贫血的主要原因。不过，即使您天天都吃含铁食品，如果感染了幽门螺杆菌，仍可发生贫血。原因在于幽门螺杆菌常引起消化性溃疡甚至胃癌，妨碍铁的吸收与转运。此外，幽门螺杆菌会"吃铁"，进而造成铁质的无谓消耗，这也是引起贫血的一个原因。

●脑卒中。临床医生利用超声波检查脑血管发现,凡感染幽门螺杆菌的患者较非感染者的血管狭窄程度明显加重,这提示幽门螺杆菌在脑卒中的发生与发展过程中也难辞其咎。

●荨麻疹。这是一种过敏性疾病,常反复发作,根治较为困难。有关医生在试用抗幽门螺杆菌疗法后,发现该疗法能获得理想效果,大部分患者症状缓解,有的甚至得到了根治。

●酒渣鼻。医生已在酒渣鼻患者的胃黏膜内找到了幽门螺杆菌,而且在抗幽门螺杆菌治疗后,患者体内的幽门螺杆菌抗体水平随之下降,这提示两者在病因学上有一定的相关性,也为酒渣鼻的治疗开辟了一条新途径。

防范"天敌"有招

与其他"天敌"一样,幽门螺杆菌也是可以防范的,建议您从以下细节做起。

1.不喝生水。幽门螺杆菌对环境的适应性很强,能在河水中生存1周以上。如果外部条件改变,即可变成球形,存活时间可达到1年或以上。故喝生水者,无论是井水、窖水或河水甚至自来水,都容易受害。

2.不吃生菜或未洗净的瓜果。蔬菜瓜果生吃一定要消毒、洗净,能削皮的尽量削皮。因为蔬菜瓜果生长时都要浇水。水,尤其是池塘水、库水、溪水可能被细菌污染。因而常吃生菜者的幽门螺杆菌感染率高于不吃生菜者。

3.屠宰工人、饲养员以及常食肉者的感染率较高。因此,接触动物或鲜生肉食时要注意卫生,肉食要煮熟吃,切、放生肉与熟肉的砧板、刀具、容器要分开,避免交叉感染。

4.废除鸟式喂养法,以保护儿童。口嚼食物喂养宝宝,或用嘴试吸奶瓶中的牛奶以测试温度,俗称鸟式喂养法。接受此类喂养方式的儿童,幽门螺杆菌感染率较高,长大后也多是高感染人群。

5.与人谈话保持 1 米以上的距离,因唾沫可携带幽门螺杆菌。

6.实行分餐制或公筷制。吃"大锅饭"与"大锅菜",人人都用自己的筷子在同一菜盘中夹菜,或用自己的勺从同一餐盆中盛汤,并直接入口,可导致幽门螺杆菌传播。不少家庭全家人都有感染幽门螺杆菌,以致成为幽门螺杆菌专业户,症结即在于此。

7.改善居住条件,养成孩子与大人分床睡的习惯。调查显示,居住拥挤,父母孩子同床睡,容易株连下一代。

8.接触分泌物、排泄物和其他脏物要戴上手套,并彻底洗手。有报告称,经常操作消化内镜的医生,尤其是工作时不戴手套的医生,幽门螺杆菌感染率高。

9.经口的医疗器械,如胃镜、牙科或喉科器械等消毒务必彻底,防止幽门螺杆菌通过医疗器械传播。

10.关注口腔健康。因为口腔也是幽门螺杆菌的栖身之处,牙菌斑就是其大本营。故须注意口腔卫生,做到勤刷牙、常漱口,定时请牙科医生洁牙,及时清除牙菌斑,消除感染的隐患。

11.一旦患上了胃病等幽门螺杆菌感染性疾病,应在医生指导下进行正规治疗,除恶务尽。目前,最为有效的是三联疗法,即胶体铋＋阿莫西林＋甲硝唑或者质子泵抑制剂(奥美拉唑)＋两种抗生素(如呋喃唑酮、庆大霉素注射液口服)。

附录:缉拿幽门螺杆菌 3 法

1.最常用的是胃镜采样检测法,即在患者做胃镜检查时顺便取样检查。为求制订的治疗方案更具有针对性,还可加做细菌培养和药物敏感试验。缺点是患者需要经受插镜之苦,若幽门螺杆菌呈点状分布则容易漏网,一般漏网率可达10%左右。

2.抽血检测幽门螺杆菌的抗体水平。原理是人体受到幽门螺杆菌感染后,体内可产生相应的抗体,使检测结果呈现阳性。缺点是大多需要数月甚至半年才会出现抗体阳性反应,在这期间所做的检测结果不够真实。

3.呼气采样检测,患者呼一口气即可,无任何痛苦,且灵敏度高,医患双方都很欢迎,已被公认为目前缉拿幽门螺杆菌的最佳方法。

转氨酶

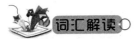

人体内有一种酶,主要在肝脏内"履职",专门负责催化谷氨酸与丙酮酸之间的转氨作用,称为丙氨酸氨基转移酶(GPT)。

时下,定期到医院做健康检查的人越来越多了,但不少人一看检查报告单就如坠云雾中,不知所云。比如就说转氨酶吧,您明白吗?

转氨酶的真面目

先来说说酶。酶是一类由多种氨基酸、维生素及矿物质等组成的具有特殊生物活性的"小精灵","个头"极小,大约只有一厘米的一亿分之一,比细胞还小,只有借助于 X 线才能看清其真面目(呈四角或五角状,形似水晶)。其个头虽小,却广泛地活跃在人体中,种类多达数千种,"供职"于血液、细胞以及脏器内,忠实地践行着各自独特的生理使命。丙氨酸氨基转移酶就是其中之一。

丙氨酸氨基转移酶为什么会出现在肝功能检验单上呢?原来,此种酶主要存在于肝细胞内(其在肝细胞内的浓度高于血清中 1000～3000 倍),当肝细胞因炎症、中毒、坏死等病变而发生破裂后，此酶便会跑到血液中去，血液中的转氨酶水平就升高了。医学研究资料显示，只要有 1% 的肝细胞受到破坏，血清中的转氨酶值就会增高 1 倍。所以，丙氨酸氨基转移酶被世界卫生组织推荐为肝功能损害最敏感的检测指标，成为健康检查中必做的项目之一。

推高转氨酶的"黑手"

健康人的血液转氨酶水平较低，一般每升血约含 0～40 国际单位，一旦超出了 40 国际单位，在排除由于实验室设备故障和操作错误等因素造成误差的可能后，就要考虑是否是肝脏出问题了。具体来说，有以下几只"黑手"在推高血液转氨酶水平。

●病毒性肝炎：推高血液转氨酶水平最常见的一只"黑手"，又可细分为甲、乙、丙、丁、戊型肝炎。另外，EB 病毒、巨细胞病毒等感染也可以引起血液转氨酶水平升高。

●酒精性肝病（俗称酒精肝）：见于长期大量饮酒者，如饮酒史超过 5 年，若将其折合为乙醇量，则男性每天超过 40 克，女性每天超过 20 克；或 2 周内有大量饮酒史，折合乙醇量为每天超过 80 克者，最容易与酒精肝结缘。

●药物性肝损害（俗称药物肝）：指使用某些中西药物，尤其是较长时间或较大剂量使用时所引起的肝细胞损伤，导致血液转氨酶水平升高。西药有阿司匹林、对乙酰氨基酚（扑热息痛）等解热镇痛药，异烟肼（雷米封）、利福平等抗结核药，磺胺、四环素、红霉素等抗生素，以及抗癌药、避孕药、安眠药等。中药有治疗皮肤病的苍耳子、地肤子，治疗代谢类疾病的生首乌、天花粉、川楝子，治疗骨关节病的雷公藤、山海棠等。而肝脏是人体内进行药物转化的主要器官，"是药三分毒"就包括了对肝脏的毒性，尤其是已有肝炎、肝硬化等肝病的患者，特异性体质者（对药物很敏感，小剂量就会有危险），嗜酒者，孕妇，儿童，老年人等，更容易遭受药物性肝损害。

●脂肪肝：医学上称其为肝内脂肪变性，是由多种原因引起的肝内脂肪堆积。从生理角度来看，人体正常肝脏中也含有脂肪，但比例较小，一般约占肝脏湿重的 5%，如果肝内脂类含量超过肝脏湿重的 10%～15%，或者在组织学上脂类含量达到肝重的 40% 甚至 50%，就说明其患上了脂肪肝。酗酒、肥胖、三高（高血压、高血糖、高血脂）人群，以及久坐少动者更有可能患上脂肪肝。

●自身免疫性肝炎：常见于女性，往往伴有口干、眼干、脱发、光过敏、关节疼痛等症状。

●胆管疾病：如胆囊炎、胆石症急性发作时也可引起转氨酶上升，并伴有发热、腹痛、恶心、呕吐、黄疸等症状。

如何识别四大肝病

现在明白了吧，引起血液中丙氨酸氨基转移酶升高的病因不少，但主要的当推乙肝、酒精肝、脂肪肝、肝癌四大肝病。当您发现转氨酶异常后，须结合病史和其他检查，查明"幕后真凶"，便于治疗。

一般来说，转氨酶升高伴乙肝"两对半"检查异常（如乙肝表面抗原阳性），应考虑为乙肝。此时，转氨酶可高出正常值 5 倍以上，并可能伴有不同程度的疲乏、食欲差、眼白与尿发黄等症状。

若在转氨酶升高的同时，另一种常见肝酶——转肽酶也升高，则患酒精肝的可能性较大。其转氨酶一般会高出正常值 2～

转氨酶

5倍,常伴有长时间的嗜酒史。

若转氨酶和甘油三酯同时升高,则提示存在脂代谢异常。其转氨酶可高出正常值2倍以上,并有高脂饮食史,很可能是脂肪肝在"作祟"。

若转氨酶仅轻度升高或正常,但另一个生化指标——甲胎蛋白明显上升,如达到每升血400纳克以上(正常值小于20纳克),应疑及肝癌,可再进行B型超声或CT检查确诊。

科学看待转氨酶超标

首先,转氨酶被视为肝脏健康的"晴雨表",检测其水平变化是早期发现肝脏疾患的重要手段,故除了需做定期健康检查外,平时若出现以下任何一种情况也要及时检查:食欲减退、晨起恶心、反胃、腹胀、便秘等消化道症状;面部发黄和瞳孔周围的眼球发黄;全身乏力,休息后仍然疲倦,看书时眼睛容易疲劳。这些不适感很可能是转氨酶升高后身体发出的"求救信号",故应及时响应之,不可怠慢。

其次,转氨酶升高不一定都是病理情况,健康人在一天之内的不同时段检查,转氨酶水平都有可能产生波动,加上检测方法、仪器等的不同,各实验室检测值有所差别。同时,一些生理性原因也可能使转氨酶超过每升血40国际单位,如检查前突然剧烈运动、吃得油腻、过分劳累或服用了某些药物等。但这些情况的转氨酶升高幅度不大,一般不超过正常值的2倍,而且是暂时的,只要好好休息,过段时间复查就正常了。所以,不要一见转氨酶升高就认定是肝脏出事了,或盲目服用降酶药物,应该进一步寻找原因,并排除某些生理因素。当然,如果转氨酶持续升高,就得引起重视了。

另外，不要迷信转氨酶，因为转氨酶的升高与疾病的危险程度并不完全成正比。有些人转氨酶不高，但肝脏病情却很严重，故一旦查出任何异常，都要积极寻找原因。

转氨酶高怎么办？

如果查出血清转氨酶升高，一时又找不到原因，该如何是好呢？建议您做到五忌：忌睡眠不规律；忌辛辣食物；忌烟酒；忌乱用补品；忌随意用抗生素、激素。同时调整生活方式，确保睡眠充足、营养合理、作息规律、劳逸结合，以促进转氨酶恢复正常。

至于嗜酒者，首要之举是戒酒，一般戒酒后半年，肝细胞会自行修复。半年后应复查转氨酶，并查转肽酶和白蛋白两项指标，以便判断肝脏的恢复情况。

而至于脂肪肝呢？由于肥胖是一个重要的诱因，故应在医生指导下调整三餐膳食，并合理运动，减轻体重。一位专家说得好，避免过度肥胖是肝脏健康的开始。

另外，慢性病患者在服药前最好先查一查肝功能，尤其是高血压、糖尿病患者等长期服药的人，要在用药后的第2周、第4周及第12周复查肝功能。转氨酶增高的患者一定要在医生的正确指导下调整用药。

附录1.肝功能检测的注意要点

●检查当天清晨禁食，保持空腹。

●检查前禁服某些药物，如维生素D、阿的平等药物可影响胆红素的测定；含阿片类药物可导致转氨酶升高等。

●检查前一天不吃含有丰富胡萝卜素、叶黄素的食物，如胡萝卜、玉米等，这些食物可使血清呈黄色，影响胆红素的测定；也不可饮酒，酒精可使转氨酶升高。

转氨酶

●检查前禁止剧烈活动,注意休息。

附录 2.肝功能化验正常参考值(每升血含量)

总胆红素:1.71～17.10 微摩尔。

间接胆红素:1.7～13.7 微摩尔。

直接胆红素:1.71～7.00 微摩尔。

丙氨酸氨基转移酶(ALT):0～40 国际单位。

谷草转氨酶(AST):0～40 国际单位。

碱性磷酸酶(ALP):30～90 国际单位。

谷氨酰转移酶(GGT):小于 40 国际单位。

总蛋白(TP):60～80 克。

白蛋白(A):40～55 克。

球蛋白(G):20～30 克。

白蛋白(A)/球蛋白(G):(1.5～2.5):1。

IGT

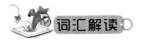

IGT，是葡萄糖耐量减低的英文缩写，专指糖代谢介于正常与糖尿病之间的中间状态。

曲先生即将退休，退休前去医院做了一次体检。体检结果显示曲先生的健康状况不错，只是有关糖尿病检查的化验单上的血糖值偏高，医生在其诊断书上赫然写上了"IGT"三个字母，他不知道这是什么意思。

原来，曲先生检测到的空腹血糖值为每升血 6.5 毫摩尔，超过了每升血 6.1 毫摩尔的正常值，但又未达到糖尿病的诊断标准（每升血 7.0 毫摩尔）。医生便让他做了另一项检查——口服葡萄糖耐量试验，目的是观察空腹及服食葡萄糖后不同时间血糖值的动态变化，以了解机体对葡萄糖的利用与耐受情况。曲先生遵照医嘱服食了 75 克葡萄糖，并于 2 小时后验血，检测其血糖值为每升血 8.3 毫摩尔，超过了每升血 7.8 毫摩尔的正常值，表明其机体的糖耐量减低了，所以医生写下了"IGT"的诊断。

一个人一旦处于 IGT 状态，表明他已不属于健康人群了，虽还算不上糖尿病患者，但其发展成糖尿病患者的可能性较大。国内专家的观察资料显示，与糖耐量正常的人相比较，IGT 者 5～10 年后发展成糖尿病的可能性为 25％～48％，平均年转化率高达 11％。国外的学者也有报告，几乎所有 2 型糖尿病患者都要经过糖耐量减低阶段。医学专家之所以把有 IGT 者视为糖尿病的高危人群，或者称其为糖尿病患者大军的"预备役"，原因就在这里。

需要提醒的是，验血查出 IGT 的中老年人也不要悲观失望，因为糖尿病并非是 IGT 的唯一"归宿"。研究资料表明，IGT 阶段受到多种因素的影响，既可以有部分发展成为糖尿病患者，也有一大部分的人继续保持这种状态，甚至有不少人可转为糖耐量正常者，三种情况的比例不相上下，大约各占 1/3，关键在于您如何应对。

IGT 不够糖尿病的诊断条件，又没有任何不适感觉，您很可能对它不理不睬，任其暗中发展，直到出现多饮、多尿、多食以及消瘦等所谓的"三多一少"症状，这时您就由一名"预备役"患者转为正式的糖尿病患者了，这种情况对于 IGT 者来说最危险。另外一种不容忽视的趋势，则是部分患者因长期伴有胰岛素抵抗或高胰岛素血症、高脂血症、原发性高血压，这些代谢异常的累加情况会使心脑血管病的发病危险性大大上升，同样可将健康置于十分糟糕的境地。

由此看来，防患于未然、促使 IGT 向好的方面转化才是我们应该采取的策略。专家为此建议，从防治糖尿病的战略高度上来讲，很有必要对人群进行 IGT 普查及干预。尤其以下几类人群应被视为 IGT 的高危人群，更须做好该保健课题：①有糖尿病家族史者（即家族中已有罹患糖尿病的人）；②高血脂者；③肥胖者；④曾有过高血糖和尿糖阳性者；⑤生过 4 千克以上巨大婴儿的母亲；⑥嗜烟、贪酒者。

凡验血后证实为 IGT 者（服食 75 克葡萄糖 2 小时后，化验血糖值等于或大于每升血 7.8 毫摩尔，而又小于 11.1 毫摩尔者），必须积极采取措施予以干预。这些措施可以归纳为非药物干预与药物干预两方面。

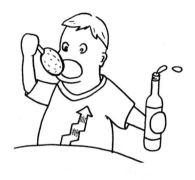

非药物干预

非药物干预主要指从饮食与运动等方面进行调整，改变不健康的生活方式，修订食谱，勤运动。

1.饮食干预。限制饮食摄入的总热量及脂肪成分，少饮或不饮酒，少吃糖，多食富含铬、镁等微量元素的粗粮及新鲜蔬菜和高纤维食物。

2.运动干预。勤运动，多做中等强度的体力活动，增加热量消耗，肥胖者应使体重减轻 7% 左右。一般每星期至少锻炼 5 次，每次至少半小时。

也有的专家将上述两项措施简要地概括为 8 个字，即"多学"（通过阅读医学科普报刊或向医生请教等途径，尽量多了解一些有关糖尿病的知识，如病因、症状、并发症、预防及治疗方法），以及"少吃""勤动""放松"（保持平和的心态，避免心理刺激）。这应作为 IGT 患者的生活"座右铭"。切莫小看这 8 个字，其神通广大着呢！研究人员曾做过试验，证实饮食干预、运动干预、饮食加运动干预可分别降低 IGT 者发生糖尿病的风险 31%、42% 和 46%，效果可观。

药物干预

利用药物对 IGT 者进行干预，也是有效的一招。常用药物有二甲双胍、噻唑烷二酮类、α-葡萄糖苷酶抑制剂［如阿尔波糖（拜糖平）、伏格列波糖（倍欣）、磺脲类降糖药］等。这些药物通过改善胰岛素抵抗、增加 IGT 者的葡萄糖移出率及胰岛素敏感指数，降低空腹及餐后胰岛素水平，减慢食物转变为葡萄糖的速度，从而降低餐后高血糖，保护胰岛 β 细胞，降低高胰岛素血症发生率，达到预防之目的。

当然，药物干预法很有讲究，用什么药、剂量多大、疗程多久，都必须听从医生的指导，切忌自行其是，以免出错。

肺活量

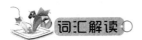

肺活量指的是人一次深呼吸的气量,代表肺扩张和收缩的大小。健康成年人的正常肺活量约为 3.5～4.5 升,用百分率来表示为 100%±20%,低于 80% 则为肺活量减少。

在人体的众多器官中,最娇嫩的器官非肺莫属。肺较其他器官更容易遭受种种致病因素的损伤,是人体最易"失守"的一道防线。实际情况却是:我国民众肺功能情况令人担忧,肺活量下降就是严峻的警示。国家体育总局一项涉及 10 个省市的最新调查表明,国内民众的肺活量在下降,尤以中年男性下降较快。不难明白,从现在开始提升肺活量,应当是每一个想要健康长寿者,尤其是男性必做的一门养生功课。

肺活量是肺功能的量化指标

心脏是生命的"发动机",肝脏是人体的"化工厂"。可"发动机"也好,"化工厂"也罢,要正常运作都离不开氧气,而肺恰恰是输送氧气并排出二氧化碳等废气的唯一器官,也就是我们所说的呼吸,专家则形象地称其为"吐故纳新"——从婴儿出生开始,一直持续到生命的终点。既然呼吸是肺的神圣且唯一的职责,那么"吐故纳新"的情况就成为显示肺功能优劣的"晴雨表"。换言之,评判肺功能的好坏就是看您能吸入与呼出多少气。肺活量就是一个具体的量化指标。测量方法是:尽力吸一次气后,对准肺活量测量仪的吹嘴尽力吹出气体,吹出气体的总量即为肺活量。

肺活量大小很重要。若肺活量大,则表明肺功能好,身体的供氧能力强,体质优。反之,若肺活量检测数值低,则意味着机体摄氧能力和排出废气的能力差,势必影响氧的供应,当人体需要大量耗氧时(如学习、工作、运动等),就会出现氧供应严重不足的情况,出现头痛、头晕、胸闷、精神萎靡、注意力不集中、记忆力下降、失眠等症状,这不仅影响学习与工作,而且会给健康造成许多无法挽回的损失,使寿命打折。

肺是倒下的第一块多米诺骨牌

人体有三大"防线":皮肤、胃肠黏膜和呼吸道黏膜。皮肤与胃肠黏膜较为安全,原因在于其"防线"相对较短,且皮肤有厚实的表皮、真皮保护。胃肠黏膜有能杀菌的胃液(含胃酸)、肠液(呈碱性)保护。唯独肺这个要塞不仅防线长(肺全部展开的总面积约为 70 平方米,相当于胃肠黏膜面积的 6～9 倍、皮肤面积的 15～18 倍),而且通过呼吸与外界大气广泛、密切地接触,自身的屏障(如黏膜上的溶菌酶等)远弱于皮肤与胃肠黏膜,故最为脆弱,也最容易遭受细菌等致病微生物的侵袭而"失守"。就说前些年"非典""甲流"等传染病流行时,肺也是最先受到损害的器官;至于日常生活中,一旦风寒、风热、燥邪入体,最早的病变也表现在肺上,出现发热、咳嗽、喘粗气等症状。中医学称肺为娇脏,确实是大实话。

就年龄段而言,老年人肺脏的处境则更为艰难,感染的风险也更大。医学界的统计资料证实,肺部感染是老年人死亡的重要原因之一,国内 50 岁以上人群的肺炎病死率高达 28.6%,美国老年肺炎的病死率高达 51％，且年龄越大，病死率越高。在中老年多器官功能衰竭的发病诱因中，肺部感染占了 70％～80％，肺衰竭率先拉开了序幕，接踵而来的便是心、肝、肾等器官功能的衰竭，最终导致生命的结束。显然，在多器官衰竭的多米诺效应中，肺往往是倒下的第一块骨牌。如果我们能设法保护好肺脏，其他器官也就安然无恙了，健康长寿也就有了保证。

提升肺活量有招

说到这里，您该明白提升肺活量有多重要了吧。具体可从以下几方面着手。

1. 调整食谱。一个人的肺活量要达标，前提是肺要好，故养肺、护肺乃是确保肺活量正常的基础。如何养肺呢？首先，要饮食全面，补足蛋白质、维生素（尤其是维生素 A、C、D）与矿物质（尤其是铁、锌、硒）。其次，适当多吃有助于肺保健的食品，如：绿叶蔬菜与水果可增加肺通气量；洋葱含有至少 3 种以上抗炎药物成分，对哮喘有一定的食疗之功效；鱼油可作为防治哮喘的长期安全"药物"，并有助于治愈气管炎症；坚持每天食用至少含 300 毫克维生素 C 的食品，可使哮喘及支气管炎的患病率降低 30％；其他如大枣、银耳、土豆、山药、莲藕、葡萄、萝卜等柔润之品，亦可常食之。就护肺而言，戒烟、减少污染、接种疫苗（如流感疫苗、肺炎疫苗）、防治疾病（如感冒、支气管炎、哮喘、肺气肿、肺癌）等最值得推荐。

2. 学会正确呼吸。虽说人的呼吸每时每刻都在进行，可呼吸的方式却不一定正确。美国研究人员在一项最新专题调查中发现，城市人口中至少有一半以上的人呼吸方式不正确，表现为呼吸过于短促，幅度较浅，往往在吸入的新鲜空气尚未深入肺叶下端时就匆匆地呼气了。习惯于这种"浅呼吸"的人,大多是长期坐班的"白领阶层"——当他们"正襟危坐"时,胸腔受到压迫,呼吸往往只是依靠上肺,致使横膈的活动度变小。如何判断您的呼吸是否属于"浅呼吸"呢?日本专家介绍了两种自测的小方法。一是用软皮尺测量胸部下方的尺寸,然后深吸一口气,看呼吸时胸围的变化,胸下尺寸膨胀5厘米以上的,属于深呼吸;膨胀3~5厘米的,还属正常;若不足3厘米,则即为浅呼吸。二是深吸一口气,然后从嘴巴或鼻子缓缓呼出吐尽,整个过程若少于20秒,则很可能属于浅呼吸。如果您的呼吸属于"浅呼吸",可通过下述办法锻炼来提高肺活量:首先抬高下巴,用鼻子缓缓吸气,尽量让吸入的氧气深入到肺叶的所有角落,双手则交叠用力把随吸气膨胀的胸口压下去;然后双手交叠按在胸口,用嘴巴缓缓地把这口气吐尽,注意呼气的时间应掌握在吸气时间的2倍左右;最后松开双手,收回下巴,注意背部不要后倾。每天重复做数遍,长期锻炼,即能养成正确的深呼吸习惯。只要纠正错误的呼吸方式,许多常见的疾病,如哮喘、支气管炎、高血压、心脏病、头痛、忧郁症等,都会有一定程度的减轻,甚至一些难治的疾病,如慢性疲劳、月经紊乱及各种过敏反应,也会收到意外的效果。

3.主动咳嗽。每天早、晚选择一处空气清新之地做深呼吸。深吸气时,双臂慢慢抬起;呼气时,突然咳嗽,同时放下双臂,咳出痰液。如此反复做10次且每次深呼吸之后做几次正常呼吸以免过度换气。及时清除积存于支气管中的痰液,可增加呼吸深度,提高肺活量。

4.加强体育锻炼。运动可明显提高肺活量,我国民众尤其是中年男性之所以肺活量下降，很重要的一个原因是疏于运动（体育总局调查显示，能达到每周运动3次、每次运动半小时的上班族不足10%）。运动能通过增加呼吸肌的力量，来提高肺的弹性，使呼吸加大、加深，从而提高和改善肺呼吸的效率和功能。中长跑运动员和游泳运动员的肺活量可达6升以上就是有力的佐证。至于运动项目，如耐久跑练习，水中运动（如潜水、游泳或水中漫步），球类以及传统的气功（行功、站功、静坐等）等都有良效。一个人可选择2～3项，不要贪多求全，不可过度劳累，要量力而行，持之以恒，循序渐进。运动时机也有讲究，一天中养肺的最佳时间是早上7—9时，慢跑等有氧运动很适宜；夜间9—11时则是肺最弱的时段，最好做气功等练习。

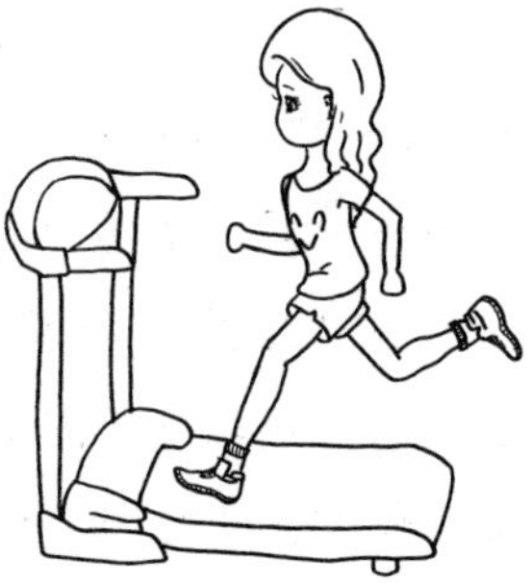

5. 日常生活姿势要正确，如坐、站或走路等。有专家发现，长期坚持挺胸、抬头、直腰的姿势者，肺活量可增加5%～20%，还能提高大脑的记忆力。

6. 做呼吸操或吹气球。这适合于患有慢性支气管炎等肺部疾患、肺活量已有下降的人。呼吸操的做法是：取仰卧位，闭嘴，采用较慢、较深的经鼻吸气法（尽力使用膈肌，争取上腹部最大限度地鼓起），然后通过缩唇（口形呈吹口哨样）缓慢呼气。吸气时间与呼气时间之比约为1∶2，即短吸长呼。逐渐适应后可改为坐位、前倾位或站立位，呼吸方式同上。开始阶段每天做2次，每次10～15分钟即可，以后可逐渐增加时间。只要坚持呼吸锻炼，可以延缓肺功能的老化，长期保持较正常的呼吸功能。另外,美国医生建议多吹气球,每天至少吹 50 次,相当于一次 10~15分钟的慢跑,可保持肺细胞与支气管的弹性,对防止或减轻肺气肿很有益。

7.多笑。人在笑时会不自觉地进行深呼吸,清理呼吸道,使呼吸通畅,并增加肺活量,改善肺功能。

8.哼唱歌曲。哼唱时,口腔、舌头、声带以及声波的震动对呼吸系统很有好处。歌曲的节拍能使胸部肌肉兴奋,肺部扩张,肺活量增加,呼吸加深、加长,从而促进支气管通畅。

唾　液

唾液,俗称口水,呈半透明液体状,是由人体三大唾液腺(腮腺、下颌下腺、舌下腺)加上遍及口腔黏膜下的上千个小黏液腺的分泌液混合而成的。

一个成年人每天的唾液分泌量可达 1000～1500 毫升之多,但口腔内平常只保持约 1 毫升,并以不到 0.1 毫米的薄层分布在口腔内(成年人口腔表面积可达 200 多平方厘米),流速非常缓慢,约为每分钟 0.8～7.6 毫米,而在舌面和腭面处流速相对较快。在进食和咀嚼时,唾液就会快速增加,达到生理需要量。唾液看上去极其普通,却具有神奇的保健功能与养生效果,受到中西医的一致推崇,想要健康长寿的您切不可忽略它。

传统医学论唾液养生

中医学对于唾液的养生作用极为推崇。《黄帝内经》云,"脾为涎,肾为唾",意思是唾液乃是人体脾肾两脏所化而来的,而脾为人体后天之本,肾则为人体先天之本。这来自人体"两本"的津液,富集了五脏之精、气血之华,对于人体健康与寿命的重要性不言而喻。

中医学认为,唾液从口腔壁涌出后,经舌根、咽喉与肺转至肝脏,再进肾经,贮于丹田,并化津还丹成为精气,具有和脾健胃、濡润孔窍、润泽四肢五脏、强肾补元、滑利关节、补益脑髓等功能,因而能"润五官,悦肌肤,固牙齿,强筋骨,通气血,延寿命"。

所以,在中医的眼里,唾液绝非普通的口水,它被誉之为"神水""金浆""金津""玉液""玉泉""甘露""津液""天河水"等,并有"留得一分津液,便有一分生机"的说法。历代著名医家也对唾液给予了极高的评价。如古代养生学家陶弘景云:"食玉泉者,能使人延年,除百病。"春秋时期的老子认为,灵丹妙药虽好,也不如自己的津液重要。唐代医学家孙思邈提倡"早漱津令满口乃吞之"。民间亦有"日咽唾液三百口,一生活到九十九"的养生谚语流传。这些都说明,作为人体津液之一的唾液,乃是健康的重要源泉,充分利用其养生功能为人类健康造福大有可为。

现代医学看唾液保健

现代医学曾认为,唾液只是口腔外分泌腺分泌的一种消化液,作用仅限于助消化(唾液中含有大量淀粉酶,能把淀粉水解为麦芽糖,使之容易被机体所吸收),搅拌湿润食物,冲洗食物残渣,润滑口腔黏膜(唾液中含有黏液素,可使口腔润滑而变得柔软)等作用。但近年来的研究表明,这样看待唾液似乎太"委屈"它了,它虽然不是什么长命百岁的仙水,可也不仅仅是消化液,还具有多种保健作用。请看其"功劳簿"。

●止血。唾液能促进血液凝固,帮助止血。

●抗菌。唾液含有溶菌酶等抗菌成分,能抑制或消灭溶血性链球菌、伤寒杆菌、大肠杆菌及葡萄球菌等,从而预防牙龈、口腔和咽喉发炎。日本的实验还显示,唾液中的溶菌酶还能杀灭艾滋病病毒。

●治伤。唾液中含有一种叫作上皮生长因子的蛋白质,能促进表皮和上皮组织的生长,促进伤口快速愈合。

●护齿。唾液含有钠、钾、磷酸、钙、蛋白质、葡萄糖等营养成分,能维持口腔酸碱度,并在保护牙齿珐琅质方面扮演着重要角色。

●抗癌。来自美国的研究证实,黄曲霉毒素、亚硝酸盐等致癌物与唾液接触30秒后即可被稀释抑制,这得益于唾液中的过氧化酶、过氧化氢醇等10多种抗癌成分。研究资料显示,在唾液中加入亚硝基化合物、黄曲霉素和苯并芘等强致癌物,以及烟油、肉类烧焦物、焦谷氨酸钠等可疑致癌物,其细胞的突变性可在30秒内完全丧失;而且这种消毒过程还会在胃内持续30分钟。故将唾液视为天然的抗癌剂,绝非妄言。

●抗衰老。唾液中含有一种抗衰老的荷尔蒙——唾液腮腺激素,可使人聪明、齿坚、肌肉强健、长保年轻态。

尤为可贵的是,美国科学家发现唾液中还蕴含了大量生理信息,不但可以用来诊断、监测疾病,还能揭开人体生理学和基因学方面的一些未解之谜。

●监测疾病。唾液的成分及其变化与血清相似,故化验唾液可部分取代验血诊病,如用唾液样品代替血样来筛查艾滋病患者、艾滋病病毒携带者以及心脏病患者(唾液中C反应蛋白含量升高,则罹患心脏病的可能性增大,与心电图检测相结合,准确率达95%);测定唾液中的钠钾比值,可鉴别是交感神经还是副交感神经的张力过高;监测唾液中脂肪释放酶的变化,可评估高血压伴肾功能减退者的病情进展;监测唾液中淀粉酶的变化,可了解腮腺炎、胆囊纤维化患者的病情变化。采取唾液标本安全方便,故深受医生及患者的欢迎。

●监测心理压力。如一个人因人际关系紧张而致心理压力增高时,其唾液中的压力激素在早晨的分泌量会低于正常值,一旦压力化解,压力激素的分泌水平会升高。再如,孕妇唾液中一种名为α-淀粉酶的生化酶活性若急剧升高,则提示其正遭受情绪创伤或较大压力,需要及时疏导,以免影响胎儿发育。

●显现基因图谱。唾液能显现人体整个基因图谱,仅用半瓶眼药水剂量的唾液就可以提取足量的 DNA 样本,而且比用其他方法采集的 DNA 分析起来更容易。

唾液养生9法

说到这里,唾液的重要性您肯定明白了吧。那么接下来就要了解如何获得足量的唾液,以收到预期的养生保健效果。具体有以下几种方法。

1.多喝水,并适当泡些有生津作用的中药饮片,如山楂、五味子、麦冬等。

2.将舌头舐住上腭并持续数分钟,即可增加口腔唾液。

多喝水

3.鼓漱(传统的唾液养生方法之一)。做法是:清晨醒来(或晚上睡觉前),起身端坐、仰卧或站立,凝神屏息片刻,轻轻吐气 3 口,再闭气咬牙,口内如含食物,用两腮和舌做漱口动作 30 次。待唾液满口时,分 3 次将唾液送入丹田(肚脐下三寸处),反复做 3 次,称为三度九咽,又称"食玉泉"。每天早晚各做一次。

4.搅舌。传说为西汉蒯京所创,蒯京因之活了 120 岁。做法是:晨起端坐(或闲时端坐),自然放松肢体,排除杂念,闭目,合口,思想集中在口腔处。舌舐牙齿,先从左上牙床内侧转至右上牙床内侧,再从右上牙床外侧转至左上牙床外侧,如此反复搅

9次。再将唾液分3次缓缓咽下。中医称为赤龙(即舌头)搅华池(口腔)，李时珍谓之"清水灌灵根"。

5.叩齿。俗称"叩天钟"，用上下牙有节奏地反复相互叩击。做法是：精神放松，口唇微闭，心神合一，默念叩击。先叩臼牙，再叩门牙，轻重交替，节奏有致。结束时辅以搅舌。每日做2～3次，每次叩击36下。

6.揉面。口唇闭合，用手掌轻轻在面颊外揉搓，直到局部发红发热为止，以改善面颊和口腔的血液循环，促进唾液分泌。

7.细嚼慢咽。据统计，40%的癌症与食物摄入有关。原因就在于食物中含有一些致癌物，如亚硝酸化合物、化学合成剂、防腐剂等。而唾液中的酶(如过氧化物酶、过氧化氢酶)能降低亚硝酸化合物对细胞的攻击，改变细胞突变计划。此外，对于化学合成剂、防腐剂等食品添加剂带来的危害，也有明显的解除作用。所以，一口食物咀嚼30次再咽下去，有利于防癌。

8.咀嚼口香糖。世界专业口腔机构的试验表明，咀嚼口香糖可以有效并且持续地促进唾液分泌，其流量在咀嚼后第1分钟便可达到平常流量的12倍。

9.含枣核。这是李时珍在本草纲目中介绍的经验方，吃完枣后将枣核含在嘴里，可促进唾液分泌。

胃肠动力

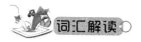
胃肠动力指的是胃肠肌肉的收缩蠕动力,包括胃肠肌肉收缩的力量和频率。

您或许正遭受消化不良的困扰,如上腹饱胀感、恶心嗳气,或大便不畅、干结难解。到医院反复做胃镜或肠镜检查,却无任何病灶发现。医生可能告诉您病根在于胃肠动力不足,您"攀"上了胃肠动力障碍性疾病。

为什么会出现胃肠动力不足呢?

我们知道,吃入的食物经口腔咀嚼后被"送"入胃内,先进行初步消化;然后被"送"入小肠,所含的养分被机体吸收利用;剩下的残渣则被"送"入大肠,形成粪便排出体外。而"送"的过程则是由胃肠肌肉收缩蠕动的力量来提供动力的,一旦胃肠肌肉动力不足,这个"送"的过程就会发生障碍,消化道的种种症状便会随之出现。如胃动力不足,食物就会停滞在胃内,胃排空时间延长,引起饱胀不适、恶心嗳气;如肠动力不足,则食物残渣会淤积于大肠,不能按时排出体外,便秘症状便"应运而生"了。

好端端的胃肠道怎么会出现动力障碍呢?首先,主要祸起不良的饮食习惯,如嗜烟(烟中尼古丁等有害物损害胃的出口——幽门括约肌,使其松弛而造成胆汁反流)、贪杯(酒中所含的酒精损伤胃黏膜)、暴饮暴食(迫使胃超负荷运转,难以按时排空)等,导致胃肠道功能降低。其次,紧张、悲伤、烦躁、愤怒、焦虑等负面情绪通过神经系统的反馈作用而影响胃肠动力。胃肠道功能的和谐运转离不开神经系统的统一调节,包括大脑以及分布于胃肠道的诸多神经纤维,医学上称为"脑肠轴"。一旦"脑肠轴"遭受上述负面情绪的干扰,势必"株连"胃肠道功能的正常发挥。这也是胃肠动力障碍患者除了消化道症状外,还伴有失眠、心烦、抑郁、头晕、头痛等神经精神症状的症结所在。

须弄清的 4 个问题

另外,您尚须弄清以下 4 个问题。

其一,此病已有较悠久的历史了,早先被称为胃肠神经官能症,后来又代之以功能性胃肠疾病的名称,包括胃食管反流、功能性消化不良、功能性便秘等。随着现代医学研究的深入,终于弄清了其发病机制在于胃肠动力降低,因而统称为胃肠动力障碍性疾病。因此,不要以为又冒出来一种新病。该病其实早已有之,只不过限于当时的认识,称呼的病名不同而已。

其二,此病并不少见。来自医院的信息表明,其总的患病率已达到 10%～30%。在医院消化科门诊求医者中,约 50% 为本病患者,这显示胃肠动力障碍性疾病已进入常见病、多发病之列,每个人都要注意防治,没有绝对安全的旁观者。

其三,不可以一见消化道症状就认为是胃肠动力障碍性疾病,须先经过医生的检查与随诊,排除胃炎、胃溃疡、肠炎、肿瘤等器质性病变后方能确诊。两类疾病的性质与治疗原则截然不同,不可混为一谈。

其四,胃肠动力障碍性疾病不是"小菜一碟"。虽然其属于功能性疾病,但若听之任之也会给健康造成损害,甚至诱发器质性病变。以胃动力不足为例,易饱、腹胀等症状会减少您的进餐量,或降低机体对营养物质的吸收率;胃排空减慢可导致食物在胃内滞留时间延长,胃酸分泌增加,进而造成黏膜损害,引发胃炎甚至胃溃疡。

给胃动力"加油"的方法

因此,一旦"攀"上了胃肠动力障碍性疾病,应毫不犹豫地接受医生的指导,为胃肠动力"加油"。目前,常用的"加油"方法有以下几种。

1.药物"加油"法。西药以甲氧氯普胺、多潘立酮(俗称吗丁啉)、西沙必利等为代表。若伴有胃灼热、泛酸、嗳气等胃食管反流症状,可另加抑制胃酸分泌的药物及胃黏膜保护剂,如雷尼替丁、雷贝拉唑、硫糖铝、果胶铋及麦滋林等。若伴有焦虑、失眠等神经精神症状,可酌加百优解、多塞平及戴力新等。请记住以下四点。①上述药物的选择一定要得到您的主治医生的首肯,绝对不可自行其是。②服药的最佳时机是在饭前 30 分钟。因为胃肠动力药物的起效时间是服用后 30 分钟,2 小时左右达到作用高峰,而胃肠动力改善的最佳时间也是在餐后 2 小时内。如果饭后再服药,则药物的作用时效不符合人体的病理生理过程,难以达到预期疗效。③合理掌握疗程,以 1 个月时间为限,不要超时服用,超过 1 个月容易发生耐药,且不良反应会增多。④对红霉素要有正确的认识。红霉素本是一种用来对付细菌的抗生素,在临床使用过程中发现其尚有一定的胃肠动力促进作用,但不良反应较多,不应作为改善胃肠动力的首选药,其主要用于老年慢性便秘。而且红霉素与西沙必利合用可增加心脏毒性,应绝对避免。此外,中药中的四磨汤(含乌药、人参、沉香、槟榔)、六味安消(含土木香、大黄、山奈、寒水石、诃子、碱花)、枳实消痞丸、保和丸及香砂六君丸等亦能为您的胃肠动力"加油"。与西药一样,这些中药也必须在中医师的指导下根据体质与病情选用。

2.饮食"加油"法。充足的蛋白质能给胃肠道以动力,所以非常有必要在三餐中摄入适量的优质高蛋白食物,如瘦牛肉、瘦猪肉、蛋白粉、酸奶(尤其是富含双歧杆菌等益生菌的酸奶)等。如果再吃点木瓜,则效果更佳。研究发现,木瓜的乳状液汁中含有一种被称为"木瓜酵素"的蛋白质分解酶,与胃蛋白酶和胰蛋白酶一样能够分解蛋白质,使您摄入的蛋白质得到良好的消化。另外,膳食纤维在增强胃肠蠕动方面也是功不可没的,建议每天吃5种以上不同颜色的新鲜蔬菜和时令水果。烹调方法中,蒸、煮、炖、烩、煨等方式最有利于改善胃肠动力。

3.运动"加油"法。适度的体育锻炼可促进胃肠蠕动,其中以游泳、快走、爬山及瑜伽等有氧运动为佳,特别适合于功能性便秘的患者。

最后告诉您预防胃肠动力障碍性疾病的办法:从生活细节着手,消除导致胃肠道功能降低的不健康生活方式。戒烟,少酒,少喝浓茶、咖啡及碳酸饮料,少吃辛辣及粗糙食物,三餐规律,不暴饮暴食,尽量避免服用对胃肠道有刺激的药物。同时,学会调控情绪,保持心情愉悦,使"脑肠轴"不受任何有害因素的干扰,确保胃肠道功能始终在正常轨道内运转。

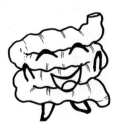

免疫力

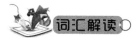 词汇解读

免疫力指的是人体免疫系统的实力。人体免疫系统由免疫器官(如骨髓、胸腺、脾脏、淋巴结、扁桃体)、免疫细胞(如白细胞、巨噬细胞、自然杀伤细胞)与免疫分子(如免疫球蛋白、补体、抗体及干扰素、白细胞介素、肿瘤坏死因子等细胞因子)组成。人体免疫系统如同一个国家的"国防部"守卫着人体的健康大业:对外抵御细菌、病毒等形形色色致病微生物的侵袭;对内监督体内细胞进行正常代谢,防止突变而引发癌症。

免疫力代表着您对疾病的抵抗力。免疫力一旦处于低下状态,轻者可能引发感冒、肺炎、败血症等感染性疾病;重者可能"攀"上癌症,将健康乃至生命置于险境之中。因此,增强免疫力是每个人必做的健康功课。

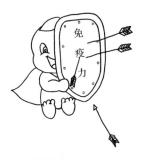

您的免疫力需要加强吗?

来自美国医学界的信息显示,有 6 种人特别需要增强免疫力。

●爱吃甜食的人。摄入太多糖分不仅使人增重,而且可削弱免疫力。举例:摄入 100 克糖后,白细胞的杀菌能力至少被削弱 5 小时。

●不爱喝水的人。身体需要大量水分排出毒素,毒素囤积的恶果之一就是免疫力减低。

●肥胖者。体内聚积过多脂肪可干扰激素分泌,进而株连免疫力,这也是体重指数超过 40 的人最易患流感的症结所在。

●鼻腔干燥者。湿润的鼻腔可以拦截病毒,预防流感。鼻腔太干燥就会给病菌入侵创造机会。

●工作紧张者。长期的工作压力会减慢免疫系统的反应速度,如患流感的人继续辛苦工作,症状会立刻恶化。

●频繁感冒者。成年人每个季节感冒 1～3 次,每次持续 3～4 天属于正常现象。如果感冒次数增多和病期延长,就说明机体的免疫力降低,需要想办法进行提升了。

增强免疫力从细节着手

如何增强您的免疫力呢? 医学专家建议您从生活细节着手。

1. 开点小灶。在保证食物多样、饮食均衡的前提下,适量补充蛋白质、3 种维生素(维生素 A、C、E)与 3 种矿物元素(铁、硒、锌)。每天最好吃 5～9 种颜色的果蔬,每餐至少应有 3 种颜色。少吃肥肉,因为高脂肪饮食会降低机体的免疫系统功能,每天脂肪的摄入量应控制在食物总热量的 25％～30％。其中,脂肪摄入应以单不饱和脂肪酸(橄榄油等)和多不饱和脂肪酸(葵花籽油、玉米油等)为主,限制饱和脂肪酸(黄油、肥肉等)和反式脂肪酸(含氢化油的食品)的摄入。

2. 睡好觉。人在睡眠状态时,体内会产生一种被称为胞壁酸的睡眠因子,促使白细胞增多,巨噬细胞活跃,肝脏解毒功能增强,故按质按量睡好觉,可使您的免疫力"更上一层楼"。以甲肝疫苗为例,德国科学家发现,注射 4 周后睡眠良好者体内产生的抗体水平较那些睡眠时间很少者平均高出 2 倍,哪怕只有一个晚上没睡觉,其抗体水平就有可能下降。德国医生观察到,熬夜的男人次日体内免疫细胞的活性平均可下降 28%;在睡足了一整夜之后,免疫功能又恢复了正常。这是因为充足的睡眠有助于人体释放催乳素和生长激素,而这两种激素乃是提高人体免疫力的"灵丹妙药"。

3.加强体育锻炼。运动可使血液中的白细胞介素增多,进而增强自然杀伤细胞的活性,消灭病毒与癌细胞,使您生病的概率降低一半。一般每天运动 30 分钟,一周不得少于 5 天。其中,以有氧运动为宜,尤以快走、骑自行车或游泳 45 分钟为最佳的运动方式,而马拉松等持续时间长、强度大的运动反而会损伤机体免疫力。

4.肥男胖女应减肥。减肥后,人体免疫功能会得到显著改善。减肥应循序渐进,确保每天消耗掉 500 卡路里热量。其中,250 卡路里热量(大约两碗米饭)可从饮食中减掉;剩下的一半热量可由运动来解决,相当于慢跑 40 分钟。

5.补充益生菌。英国研究人员表示,益生菌有助于预防或减轻消化、泌尿、呼吸系统疾病。酸奶、大豆发酵食品都是不错的选择,必要时可在医生指导下服用益生菌制剂(如丽珠肠乐等)。

6.早晚日光浴。日光中的紫外线光束能刺激人体皮肤中的 7-脱氢胆固醇转化成维生素 D_3。切莫小看这种极普通的维生素,每天只需 0.009 毫克就可使您的免疫力增加 1 倍。因此,每天早晚晒太阳半小时可有效提高免疫力。

7.多唱歌。德国一项研究表明,唱歌有利于改善情绪,提高

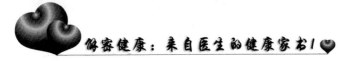

体内抗体水平;如果在演奏打击乐的同时跟着哼唱,抗体水平会升高。

8.抚摸宠物。美国研究发现,轻抚宠物 18 分钟可使体内球蛋白 A(有助于对抗病菌)水平明显升高。宠物除带给人愉快的心情外,还可促进大脑释放具有增强免疫力作用的化学物质。

9.化解压力。美国专家发现,长期的压力会抑制免疫细胞,降低免疫力。因此,不妨彻底放松身心,如定期静下心来练习瑜伽、画画或做一些填字游戏等。

10.多笑。笑能激发许多与免疫有关的化学物质,如自然杀伤细胞等,从而提升抗病抗癌能力。

11.夫妻性生活。和谐的性活动能增加免疫细胞的数量,尤其是性高潮之后,其数量可增加至平时的 2 倍多。更可贵的是,新增加的吞噬细胞非常活跃,可以更迅速地发现并有力地摧毁危害健康的细菌或病毒。

12.擦胸摩背。擦胸能使"休眠"的胸腺细胞重振活力,增加胸腺素的分泌,提高免疫功能。同样,背部也有不少"赋闲"的免疫细胞,摩背可以激活这些免疫"战士",让它们重新"上岗"。一般的按摩手法即可达到目的。

13.接种疫苗。可接种的疫苗有流感疫苗、肺炎疫苗等。

14.心情舒畅。焦虑、紧张、忧郁、恐惧等消极情绪皆可损害人体的免疫系统。美国一项最新研究表明,消极情绪可降低流感疫苗的效价,使人体血液中抵御流感病毒的抗体水平降低,这正是免疫反应遭到削弱的一个标志。

干细胞

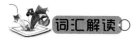

干细胞的"干",英文原意为"树""干"和"起源"的意思,故干细胞指的是一种像树干那样可以长出树杈、树叶,甚至开花结果的细胞。其在医学上的定义是尚未分化发育,能生成各种组织器官的起源细胞。

如今,科学的迅猛发展与广泛普及齐头并进。就说那些以往只停留在实验室与学术论文里的科技术语,如今通过电视、报刊等传媒手段也纷纷"飞入寻常百姓家"。这不,继"基因"和"克隆"之后,干细胞又进入了百姓的视野,成为又一个被关注的热点。那么,干细胞究竟是什么,它与人类有何关系呢?请看笔者为您解惑。

干细胞的真面目

《西游记》里的孙悟空,在脑袋被砍掉以后,又冒出一个猴头来——这是神话啊,您会这样想。可对于某些生物来说,却是活生生的现实,比如蝾螈、水蛭和章鱼等,一旦其手脚甚至半个身躯都断了,很快就会长出与原来一样的手脚与躯干,科学家称之为"再生现象"。那么,这些生物何来如此的"特异功能"呢?原来这得益于其体内的一种特殊细胞,此种细胞能像胚胎细胞那样进行全能分化与生长,故被命名为干细胞。

干细胞按分化潜能的大小与功能分为三种类型——胚胎干

细胞、组织干细胞和专能干细胞。

胚胎干细胞又称全能干细胞，是从人的早期胚胎中分离培养出来的。其最大特点是具有发育的全能性，可以参与整个个体的发育，构成成年人体的各种组织和器官。比如，受精卵就是一个最初始的全能干细胞，而克隆人或动物也是由胚胎干细胞发育而来的。

胚胎干细胞进一步分化，则可形成各种组织干细胞。这些组织干细胞又被称为多能干细胞，具有分化出多种细胞组织的潜能，但不能发育成完整的个体，如血液干细胞、神经干细胞、皮肤干细胞等。

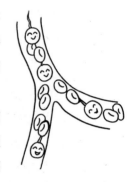

多能干细胞再分化，则可形成专能干细胞。专能干细胞只能分化成某一特定类型的细胞，如神经干细胞可分化成各类神经细胞，血液干细胞可分化成红细胞、白细胞、血小板等各类血细胞。

多能干细胞存在于骨髓、脐带、胎盘和脂肪中，每个人的体内都有一些终生相伴的干细胞，但数量往往随着年龄的增大而减少。因此，科学家们瞩目于胚胎或某些动物，意在从这些对象中获取干细胞，并进行培养和研究，以期为人类健康造福。

"返老还童"的梦想有望成真

干细胞意义重大，可为人类健康事业"建奇功""立伟业"。举个简单的例子，从秦始皇派徐福寻求不死之方开始，到历朝历代皇帝迷信丹药，都彰显出了人类对长生不老的执着追求，而干细胞的研究恰恰为此梦想的实现增加了可能性。

迄今为止，科学家们已经能够在体外鉴别、分离、纯化、扩增和培养人体胚胎干细胞,并以此为"种子",培育出人体的某些组织器官。此项研究成果将催生出一种全新的医疗技术,即再造人体正常的甚至年轻的组织器官,来代替体内已经衰老的组织器官。比如,若一个人的心脏或肝脏老化了,导致相应的功能出现了严重的下降,则可以用自己或他人年轻时保存下来的干细胞,培养成新的心脏或肝脏予以替换,使机体重新获得青春活力,寿命亦随之得以延长——"返老还童"的梦想不就成真了吗?

难怪美国《科学》杂志将干细胞研究列为世界十大科学成就的榜首,排在人类基因组测序和克隆技术之前,确有道理。

"顽症痼疾"的克星

干细胞的又一奇功,在于能对多种顽症痼疾发挥治疗作用,将"不治"变为"可治",将"难治"变为"易治"。

就说癌症吧,可谓不治之症中的"老大"。除了少数早期局限的癌症病灶可借助于手术刀将其消灭外,大多癌症病灶只能通过化学药物来缩小其体积而使患者的生命得以延长,医学上称之为姑息疗法。这也是人们谈"癌"色变的症结所在。现在可以告慰读者:根治癌症已经不是可望而不可即的"海市蜃楼"了。最新研究揭示了癌症的真面目,祸根在于人体内的癌干细胞。癌干细胞是成熟干细胞的变异形式,虽然只占细胞总数的 $3\%\sim5\%$,但能量强、危害大,是造成癌细胞扩散、转移,最终夺走患者生命的罪魁祸首。如果能将癌干细胞"绳之以法",就能从源头上解决癌症的扩散与复发问题,使得癌症患者像普通疾病患者一样可以痊愈。近年,美国加利福尼亚癌症研究中心的专家已经成功隔离了一组类似干细胞的肺部细胞,而这类细胞是导致小细胞肺癌发生与发展的"元凶"之。对付癌干细胞,除了使用药物将其消灭外，切断其养料来源，将其饿死，也是一种有效的治疗手段。

再说一种难治之症——心脏病。美国医学专家发现，干细胞疗法能帮助修复受损的心脏。相比于单纯施行手术的患者（如放置支架或搭桥术），接受干细胞注射者的心脏功能更胜一筹。资料显示，前者的心排出量提升了 37.2%，而后者的心排出量则提高了 46.1%，而两者相差约达 9%。

对于其他顽症痼疾，干细胞疗法也显示出了非凡的功力。如新加坡医生通过脐带血干细胞移植手术，使一名因家族遗传而患地中海贫血症的男童绝处逢生。至于利用造血干细胞移植技术治疗白血病、再生障碍性贫血等血液病已有几十年历史，挽救了许多人的生命。造血干细胞移植包括骨髓移植、脐血和外周血干细胞移植，已成为目前治愈难治性白血病和某些遗传性血液病的唯一希望。

另外，用神经干细胞替代已被破坏的神经细胞，有可能使因脊髓损伤而瘫痪的患者重新站立起来。在不久的将来，失明、帕金森症、艾滋病、阿尔茨海默病（俗称"老年痴呆症"）和糖尿病等绝大多数疾病患者也可望借助干细胞移植手术获得治疗。以帕金森症为例，主要是神经细胞出现功能紊乱所致，如果能给患者注入健康的神经细胞，则患者可能获得治愈。再如白癜风，假如能从胚胎中鉴别和提取出能生成黑色素细胞的干细胞，就可以利用这样的干细胞培养出大量黑色素细胞来治愈白癜风。

重塑女性"胸前风景"

对于女性来说，干细胞的研究还有另一番意义，那就是重塑"胸前风景线"。众所周知，随着乳腺癌发病率的上升，失去乳房的女性越来越多,而丰满的乳房乃是女性胸前一道重要的风景线。最近,澳洲科学家为遭受丧乳之痛的女性带来了福音,他们利用雌性老鼠的干细胞,培育出了一个功能正常的乳房。该成果不但为乳腺癌治疗开辟了新的途径,还可以在美容整形领域大派用场。

科学家们从雌鼠的乳房中抽出乳腺干细胞,并将其植入另一只已切除了所有乳房组织的雌鼠身上,经过一系列细胞分裂后,干细胞终于生成了一个乳房。该乳房不仅外观与正常乳房无异,而且乳腺功能正常,能分泌乳汁。研究人员设想,如果女性体内也有类似雌鼠那样的乳腺干细胞,最终有可能生长成乳房组织,从而可使因癌症手术治疗而被切除的乳房"失而复得",使患者可以重塑形体曲线。

以上仅是科学家们目前正在尝试运用干细胞研究成果的部分医用项目,但足以显示干细胞研究的广阔前景,值得人们关注。

内分泌

内分泌是针对外分泌（如汗液分泌、唾液分泌）而言的，即人体组织所产生的物质，直接分泌于血液（或体液）中的现象。进行内分泌的腺体被称为内分泌腺，如脑垂体、甲状腺等；分泌的物质被称为激素，如生长激素、甲状腺激素等。

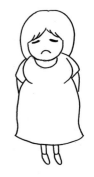

"内分泌"这个原本学究气息很浓的医学术语越来越大众化，已成为不少女人的口头语。这也难怪，"内分泌"与女人的关系太密切了，君不见女人一生中遭遇的不少生理与心理上的麻烦，都或多或少地与内分泌有牵连么？看来，读懂"内分泌"这个关键词很重要哦。

"内分泌"的真相

"内分泌"并非"孤家寡人"，而是拥有好几个成员，包括脑垂体、甲状腺、肾上腺以及性腺等器官。这些器官组成了一个系统，叫作内分泌系统。其生理使命是分泌各种激素（又称荷尔蒙）。这些激素虽然分泌的量不多，但神通广大，乃是维系生命正常运作的动力。现举例如下。

●生长激素：掌控个体的生长发育，决定个体的身高。

●甲状腺激素：调节生理功能，保证蛋白质、脂肪与碳水化合物三大物质代谢正常运行。

●性激素：促进卵巢的发育与维持卵巢的功能。

●肾上腺素：激发身体爆发力，使其应对与处理紧急危机。

●肾上腺皮质激素：协助减轻压力。

●快乐激素：帮助人体抵抗伤痛和情绪的困扰。

正常情况下，上述各种激素（荷尔蒙）的分泌量保持着平衡状态，从而使人的身心处于健康状态。如果因为某种因素，这种平衡被打破了，则可造成某种激素过多或过少，导致体格与心理上的种种病态的出现，如身心疲惫、体重攀升、烦躁失眠、皮肤干燥、发色枯黄、月经紊乱等，或者厌倦工作，或者莫名其妙地病一场，医生就会告诉说"内分泌失调了"。

"内分泌"桀骜难驯

内分泌系统的成员个个"娇纵任性""桀骜难驯"，其功能很容易发生失调，给我们带来了烦恼甚至灾难。医学观察显示，失调症状多在 25 岁以上的女性身上"显山露水"，其表现亦"千姿百态"，涉及的器官与范围也是方方面面的。

●黄褐斑。表现为皮肤出现色素沉着斑，约 30％的中青年女性中招。黄褐斑不仅是美丽的杀手，还可能是某些严重妇科疾病的先兆。

●乳房疾病。如乳腺发育不良或乳腺增生等，30 岁以上的女性患病率高达 40％。前者源于雌激素分泌不足，而后者则可能是雌激素分泌过多惹的祸。

●卵巢、子宫疾患。如卵巢囊肿、多囊卵巢综合征、子宫肌瘤等的发生率占育龄妇女的 20％。

●月经不调。如月经不准时，常伴有烦躁、易怒、易疲劳、失眠等症状。

●脱发。

●更年期综合征。

●不孕、喉结增粗、多毛、肥胖等。

"内分泌"的致命伤

女性之所以易与内分泌失调"结缘"，是因为女人的内分泌系统存在不少致命伤。首推伴随年龄增长而引起的内分泌功能下降，特别是卵巢功能的衰退，导致雌激素分泌量减少。其次，生儿育女的特殊使命，以及来自家庭、工作的压力，亦给内分泌系统增加了负担。另外，如下一些时髦的做法也扮演了"推波助澜"的角色。

●乱服避孕药。本来，避孕药是已婚女性用来避孕的，但一些女性擅自扩大其用途，或作为战"痘"的武器，或作为除毛的秘方，还有的居然把它当作考试时推迟月经的"法宝"。殊不知女性一旦进入青春期，卵巢就开始不停地发育，而服用避孕药会人为地增加体内雌激素的水平，从而破坏自身的平衡调节功能。

●随意人工流产。人工流产（简称人流）是一种不得已而为之的补救措施，其危害在于人为地中断了正常的怀孕过程，对体内荷尔蒙平衡的破坏性不言而喻。偶尔为之影响不大，若反复多次施行，必然导致内分泌紊乱。

●胡乱减肥。虽然肥胖可以影响内分泌系统的正常工作，但胡乱减肥同样危及健康。如减肥时机不当，在青春期贸然进行，可能因体脂减少而致初潮迟迟不来，即使已来初潮也可能发生月经紊乱甚至闭经。再如减肥方法不科学，滥服减肥药，可能导致性腺不分泌，严重者还会出现卵巢萎缩及不孕问题。

●滥用含有雌激素的面霜。这可使体内雌激素水平长期偏高。

●**违反人体生物钟。**人体内存在天然的生理节律,这种天然生理节律如同时钟一样正点运行,使人体与外界保持着日夜同步,医学家形象地称之为生物钟。原因在于,体内形形色色激素的含量、生物酶的活性,在一昼夜、一星期、一个月乃至一年四季中都在有规律地增减,从而使人的生理活动犹如一列火车,按照自身的时间表准确地运行着,诸如紧张、劳累、熬夜等都可能干扰生物钟,导致内分泌失调,给美容与健康蒙上阴影。

做个"内分泌"的好管家

内分泌虽然桀骜难驯,但让它听话也不是什么难事,以下8招可助您做个内分泌的好管家。

1.凡出现不适感而要进行内分泌检测的30～40岁女性,以月经第三天检测为佳,目的是确定内分泌系统是否失调,并尽可能地找到内分泌失调的"真凶",然后设法去除之。

2.豆类是女人的益友。尤其是黄豆及其制品有平衡体内雌激素的作用:当体内雌激素太低时,黄豆及其制品会使它增加;而当雌激素太高时,又可使它减少,堪称雌激素的最佳调节剂。

3.少吃洋快餐。洋快餐可导致女人心血管疾病与生殖系统肿瘤发病率增高。原因在于摄取过多的饱和脂肪会刺激雌激素过度分泌,脂肪中的类固醇可以在体内转变成雌激素,促使乳腺癌细胞形成。另外,洋快餐中人工激素含量较多,而过多摄入人工激素也会造成内分泌失调。

4.尽量不熬夜。因为睡眠不足可导致机体新陈代谢失调,进而累及内分泌系统的功能。

5.多做有氧运动,提升身体能量。有氧运动至少要达到每周3次、每次30分钟、运动后每分钟心跳达130次,如体操、快步走、跳绳、慢跑等。

6.借助于中医药之功。传统中药能够行气化瘀、补益肝肾、滋补精血,从根本上调理内分泌,消除体内淤积,恢复气血平衡。可供选用的中药有黄芪、枸杞、参须、山药、芡实等。

7.维生素E有一定的价值,是调理女性内分泌的好助手。很多女性在服食1～2个月维生素E后,内分泌失调情况得到了明显改善,月经不调好转。

8.追求时尚要讲科学,避开错误做法,如胡乱减肥、随意人流、乱用避孕药等。

血　糖

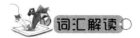

血糖是指人体血液中的葡萄糖。

血糖的主要来源是食物中的产能营养素——碳水化合物、蛋白质与脂肪。碳水化合物来自米、面与糖食，经过人体消化与吸收后直接生成葡萄糖，不妨称其为"直系"葡萄糖；而肉、蛋、豆类等食物中的蛋白质与脂肪则要复杂得多，必须通过人体内的糖异生作用转化成葡萄糖，姑且谓之"旁系"葡萄糖吧。正是这两系葡萄糖，支撑起健康人的正常血糖水平。

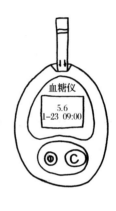

血糖仪

5.6
1-23 09:00

葡萄糖是一种单糖，能直接为人体所利用，因而成了脑、心、肾、肝等生命器官的重要的能量来源。如果血液中的葡萄糖少了，则大脑等器官就会"挨饿"，人就会出现头晕、眼花、冒冷汗、虚弱无力等低血糖症状，严重者可发生晕厥或休克而危及生命。如果血液中的葡萄糖多了呢？那也不妙，将导致多饮、多尿、多食以及消瘦"三多一少"的症状，不用说，这就是糖尿病了。一旦被糖尿病缠上，无异于将心、脑、肾等器官置于多灾多难的险境之中，最终可能因心肌梗死、脑卒中（俗称中风）或肾衰竭而殒命。

不难明白，最理想的是血液中的葡萄糖不多不少的状态，这就是医生常说的血糖正常值,请您一定要记住,即:每升血液中,空腹葡萄糖 3.9～6.1 毫摩尔(美国标准为 3.9～5.6 毫摩尔),餐后 2 小时葡萄糖低于 7.8 毫摩尔/升。如果超过上述标准,就称为高糖血症,它包括糖耐量减低与糖尿病两种病理情况。糖耐量减低进展为糖尿病的可能性很大,又被称为糖尿病前期。一旦空腹血糖达到 7.0 毫摩尔/升,餐后 2 小时血糖达到 7.8 毫摩尔/升,一天中任何时候的血糖达到 11.2 毫摩尔/升,那就是不折不扣的糖尿病患者了。

怎样才能拥有一个正常的血糖值?

那么,怎样才能拥有一个正常的血糖值,使人体免受糖尿病之害呢? 以下招数值得您关注。

1.把握好每天的进食量。方法是遵循"网球"法则,即用网球体积来比照食物的分量,如每天的肉食量不超过 1 个网球大小;主食量相当于 2 个网球大小;水果量保证 3 个网球大小;蔬菜量不少于 4 个网球大小。以这 10 个"网球"比照安排每天的食谱,可避免能量摄入不足或超标,防止"直系"与"旁系"葡萄糖过量或亏损,从而确保血糖浓度不大起大落。

2.多吃低血糖指数食物,少吃高血糖指数食物。因为高血糖指数食物消化吸收快,葡萄糖会迅速进入血液,导致血糖迅速升高;低血糖指数食物则相反,可延缓葡萄糖进入血液的速度,进而维持血糖的相对稳定。且看"红黑榜"。

(1)"红榜"(低血糖指数食物):谷物类有即食面、全麦维、通心粉、薏米等;奶类有低脂奶、鲜奶、低脂乳酪(不加糖)等;水果类有橙、梨、苹果、桃、柚、李子等;糖类有果糖等;豆类有青豆、三角豆、腰豆、黄豆等;坚果类有花生等。

（2）"黑榜"（高血糖指数食物）：谷物类有速食米饭、膨化米、膨化小麦、精粉面包、粟米片、饼干、甜玉米、糯米、小米、白米饭等；奶类有雪糕、冰激凌等；水果类有西瓜、菠萝、猕猴桃、香蕉、葡萄等；糖类有葡萄糖、麦芽糖、蜜糖、砂糖等；蔬菜类有焗薯、薯蓉、甘笋等；饮品类有汽水、橙汁等。

3. 多吃绿叶蔬菜。英国研究人员发现，每天吃菠菜等绿叶蔬菜超过 120 克的人患糖尿病的风险比不常吃绿叶蔬菜的人低 14%，这得益于绿叶蔬菜中含有的大量抗氧化物和镁元素。

4. 饭前吃醋。美国亚利桑那州立大学研究发现，吃鱼、肉等高热量食物前喝两勺食醋，可明显降低血糖水平。如无喝醋的习惯，则饭前吃点加醋的凉拌菜也有同等效果。

5. 少吃洋快餐、火腿、香肠与饼干。美国研究人员披露，每周吃洋快餐 2 次以上，身体器官对胰岛素的敏感性降低 10%；每周吃 5 次以上火腿或香肠，患糖尿病的风险增加 43%，罪魁祸首是加工肉食品中的添加剂。另外，英国学者发现，嗜吃饼干、碳酸饮料、果汁饮料、冰淇淋、酸奶、各类冷冻食品等容易患上糖尿病，祸起藏身于这些食品中的果浆。调查显示，相比于果浆消费量少的国家，果浆消费量大的国家的人们 2 型糖尿病的患病率高出 20%。原来，果浆是一种重要的甜味剂，生产成本相对较低，且能给人清香、爽口的感觉，故而被广泛应用于饼干等食品及饮料中。而果浆进入人体以后，可使大脑难有"饱"的感觉，致使人体过量进食而肥胖，进而诱发糖尿病。

6. 肉桂可以提高机体对胰岛素的敏感性，帮助降血糖。德国科学家们建议，将肉桂打成粉末，或撒在咖啡里，或与蜂蜜一起冲水喝。以色列科学家们发现，柚子含有柚皮素，能提高人体对胰岛素的敏感性，并能让糖尿病患者的体重保持在正常范围内。

7. 将洋葱、苦荞麦、南瓜子与苦瓜等食物摆上餐桌。知道吗？美国纯天然生物降糖产品"戴可普"就是通过高科技萃取技术，将阿拉斯加洋葱、苦瓜籽、南瓜子、苦荞麦4种天然植物的提取物合理配伍而成，已被我国作为辅助降血糖的保健品引进，受到医患双方的欢迎。这4种天然食物拥有各自的秘密武器：如洋葱含有S-甲基半胱氨酸亚砜、二烯丙基二硫化合物等有效成分，对高血糖的改善作用相当于胰岛素；苦瓜籽的有效成分不仅能辅助降血糖，还可抵抗肿瘤与病毒，延缓衰老；南瓜子含有辅助调节血糖的脂蛋白，降血糖的功效较南瓜肉更胜一筹；苦荞麦以富含镁元素著称，其镁含量为小麦面粉的4倍、大米的3.5倍，而镁可以降低胰岛素抵抗，增加胰岛素的敏感性，在降血糖的同时也能降低血脂与血压。

8. 补足维生素D、钙与钾。维生素D和钙的摄入量与胰岛素敏感性、胰岛β细胞功能等关系密切，一旦维生素D和钙缺乏或不足，胰岛β细胞就失去了工作动力，直接后果便是胰岛素分泌不足，血糖升高甚至患糖尿病的概率增加。因此，提倡多晒太阳，多喝牛奶，多吃虾皮、紫菜等含钙丰富的食物。同时，美国西北大学研究人员跟踪调查了5000余名男女长达20年之久，定期分析尿钾、饮食钾和血钾的水平，最后得出结论：血钾水平偏低的高血压患者比一般人群更易发生血糖代谢紊乱，罹患糖尿病的风险升高。高血压患者由于常服用利尿剂降压而导致钾的流失，因而较一般人更容易发生低钾血症，"攀"上糖尿病的概率也更高。故对于缺钾人群，特别是高血压患者，应定期检查血钾水平是否达标,并通过饮食或药物来补足钾。含钾食物有瘦肉、鱼类、海产品、牛肉、小白菜、油菜、土豆、香蕉、橘子等,三餐食谱应注意安排。必要时可服用钾的药物制剂,以维持血钾处于正常水平。

9.多喝白开水、无糖饮料与汤。保证每天摄水 1500～2000 毫升。大量水分的"加盟",既可"冲淡"升高的血糖,还能有一定的饱腹作用,避免食物过多摄入,从而发挥较好的降糖效果。

10.适当减肥。不管以前怎么胖或者不爱锻炼,只要从现在就开始积极健康地减肥,争取将体重减轻 5％～10％,那么"攀"上糖尿病的风险即可降低 50％～70％。

11.严格戒烟,并远离二手烟、三手烟。烟中的尼古丁会导致血糖升高,而且尼古丁吸入得越多,则血糖水平的升幅也越明显。

12.多交朋友。调查显示,经常独处的人患糖尿病的风险比一般人高出 2.5 倍。

13.减轻压力,保持好心情。压力与坏情绪通过刺激神经内分泌系统,导致胰岛素分泌下降,而肾上腺素、胰高血糖素、糖皮质激素等"敌对势力"却会增加,最终造成血糖上升。化解压力,如适时旅游,周末多到郊外活动,坚持自我放松,多做情绪调节放松运动(如深呼吸,配合轻松舒缓的音乐来松弛肌肉等),有利于血糖平稳。

14.多笑。尤其是进餐后,发笑所带来的肌肉运动和神经内分泌水平改变,可防止血糖水平升高。另外,笑也是减压与化解不良情绪的好办法。

15.保持合理睡眠。睡眠时间约为6～8小时,过多或过少都不好。调查表明,睡眠时间经常不足6小时的人,与糖尿病挂钩的风险翻番;而睡眠时间超过8小时的人,患糖尿病的风险增加3倍。另外,睡觉不要开灯。"亮睡"可导致褪黑激素水平下降(降幅可达50%),而褪黑激素受体基因与糖尿病关系密切,是诱发血糖波动的又一个因素。

16.及时治疗可干扰糖代谢的疾病。多种疾病可干扰糖代谢,造成血糖紊乱。如甲状腺功能亢进症(简称"甲亢")导致甲状腺激素分泌过多,致使胃肠吸收葡萄糖增加、胰岛素分泌减少而致血糖升高;肝病(慢性肝炎或肝硬化)因肝功能下降,造成肝糖原储备能力削弱,可引起低血糖或餐后高血糖;感冒、感染等疾患引起体内肾上腺素增多,亦可导致血糖升高;引起牙病的细菌可产生毒素,削弱人体细胞表面的胰岛受体敏感性,血糖也会随之上升;严重呼噜影响氧气吸入,使体内儿茶酚胺大量产生,进而对胰岛素产生抵抗,则血糖升高亦在所难免。所以,对上述疾病进行及时正规的预防与治疗,可帮助维持体内血糖平衡。

17.不少药物可对血糖产生影响,引起血糖下降或升高。引起血糖下降的药物有胰岛素、磺脲类(降糖药)、普利类(降血压药)、水杨酸类(抗风湿药)、磺胺、环丙沙星(抗菌药)、对乙酰氨基酚(感冒药的常见成分)以及沙丁胺醇(抗过敏药)等;引起血糖升高的药物则更多,包括噻嗪类利尿剂、泼尼松(强的松)、吲哚美辛(消炎痛)、三环类抗抑郁药、苯妥英钠(抗癫痫药)、利福平、异烟肼(抗结核药)、女性避孕药、抗癌药等。所以,因生病请医生开具用药处方时,尽量避开上述药物有利于养护血糖。

18.勤运动。运动既可以增强胰岛功能,提高胰岛素的敏感性,还可以增加能量消耗而降低血糖。有利于血糖养护的运动要有规律,不可时断时续、时强时弱,须持之以恒。美国研究人员设计的方案值得参考:饭后 1 小时开始运动,每个星期运动 150 分钟,强度为中等。注意:150 分钟应分配到 3 天以上的时间;中等强度指的是快走、慢跑、游泳等有氧运动,确保结束后心率达到每分钟 100 次以上,而且达到这个心率后还要继续运动 20 分钟。

19.关注血糖。人人都要关注血糖,40 岁以上者、肥胖者、有糖尿病家族史以及高胆固醇和高血压的人更要关注血糖。除了定期到医院检查外,可买个血糖仪在家自测,发现异常及时就诊。

附录1.判定糖尿病的三大指标

1.空腹血糖(GLU):指在隔夜空腹(至少 8～10 小时未进任何食物)后,早餐前采血所测定的血糖值,为糖尿病最常用的检测指标,一般代表基础胰岛素的分泌功能。不足之处是只能反映此次采血那一时刻的血糖水平,不能反映采血前一段时间血糖情况的全貌。

2.葡萄糖耐量试验(OGTT):正常人在一次吃入大量葡萄糖后,通过体内自身调节,血糖浓度仅为暂时升高,两小时后即可恢复到正常水平,称为人体的"耐糖现象"。检测方法是,接受检查者口服 75 克葡萄糖,然后隔 0.5 小时、1 小时、2 小时、3 小时测定血液中的葡萄糖含量,并画出一条曲线,称为葡萄糖耐量试验。

3.糖化血红蛋白(HbA1c):指的是人体血液中红细胞内的血红蛋白与葡萄糖非酶促结合的产物,其合成的速度与红细胞所处环境的糖浓度成正比。其含量可反映此次检测前 2～3 个月的平均血糖水平,优于空腹血糖检测。

附录 2. 血糖检测的注意要点

1. 检查前一天的进餐情况应与平常一样,既不刻意节食,也不暴饮暴食,晚上 10 点以后不要再进食,以确保 8～12 小时的空腹时间。

2. 检查当天清晨不进食也不喝水,并避免剧烈运动。

附录 3. 血糖检测的正常参考值(每升血)

1. 血糖(每升血):空腹血糖为 3.9～6.1 毫摩尔;1 小时后血糖为 6.7～9.4 毫摩尔;2 小时后血糖小于 7.8 毫摩尔;3 小时后血糖恢复正常。

2. 糖化血红蛋白(HbA1c):5.6％～7.5％(电泳法)。

血 压

血压指的是血液在动脉血管内流动时作用于血管壁的压力,此种压力是推动血液在血管内流动的动力。血压高低取决于心脏收缩力的大小、参与循环的血流量多少以及动脉血管壁的弹性好坏,并有大脑、自主神经以及激素等参与调节,以确保其处于正常水平。

人体血压通常以上臂肱动脉处测得的数值为代表。由于人的情绪、活动状态以及环境等对血压有一定的影响,为准确起见,测血压一般要在安静状态下,测量 3 次,求其平均值,或做24 小时动态血压监测。人类血压的数值范围如下。

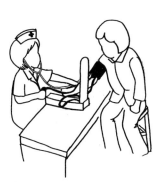

●正常血压:收缩压≤120 毫米汞柱,舒张压≤80 毫米汞柱。

●正常高值(国外称为高血压前期):收缩压为 130～139 毫米汞柱,舒张压为 85～89 毫米汞柱。

●高血压:收缩压≥140 毫米汞柱,舒张压≥90 毫米汞柱。

●低血压:收缩压<90 毫米汞柱,舒张压<60 毫米汞柱。

血压是人体的 4 大生命体征之一(另外 3 项生命体征是体

温、呼吸与脉搏)，对健康乃至生命的重要性可见一斑。

血压异常之害

血压过高过低都有害。先说高血压，不仅本身可给患者带来头痛、头昏、记忆力下降、疲乏无力等不适症状，更危险的是可诱发多种顽症痼疾甚至致命性疾患，如脑梗死、脑出血、冠心病、阿尔茨海默病(俗称"老年痴呆症")、骨质疏松以及肾损害等。

再说低血压，与高血压一样存在健康危机。首先，低血压预示人体的体质较差，或者存在某种慢性病，如心律失常、心力衰竭、甲状腺疾病或某些严重感染等。其次，意味着人体的心脏处于不安全的境地，因为持久的低血流灌注可使心肌缺血，增加了发生心肌梗死等意外的可能性。另外，人随时有可能发生晕厥，尤其当从卧位突然站立时，容易出现头晕、目眩、眼前黑蒙等症状，甚至晕倒。更糟糕的是在餐后、睡眠等特殊时间段，由于胃肠道消化食物分流了较多的血液，或卧位导致血流减慢，可诱使脑卒中、心绞痛等心脑血管病的猝发。

呵护血压的举措

如何将血压始终保持在正常水平呢？医学专家建议从以下细节做起。

1.按"生物钟"作息。科学家研究发现，扰乱老鼠的生活规律，将其"生物钟"打乱，则一种被称为醛固酮的激素就会大量分泌，老鼠的血压随即开始飙升。由于负责掌控醛固酮分泌的基因同时也控制着"生物钟"的运作，随着醛固酮分泌的增多，血压也会持续升高。人体内同样有醛固酮，故研究人员提醒人们：按时作息、规律生活对血压健康非常重要。从事特殊职业的人群，

血 压

如轮班工作者、空姐、飞机驾驶员、作家、记者等,作息往往不正常,其原发性高血压临身的风险高于一般人群,更要注重防范高血压。

2.管住嘴,戒烟少酒。美国专家对 4 万余名年龄在 30～40 岁的吸烟者和不吸烟者进行了长达 11 年的跟踪随访,结果发现,吸烟者中高血压的发病率比不吸烟者高出 2.5 倍。无独有偶,国内同行的一项研究也表明,吸烟者 24 小时白昼、夜间的收缩压和舒张压均高于不吸烟者。这是由于烟草中的尼古丁能刺激肾上腺释放大量儿茶酚胺,促使心跳加快、血管收缩、血压升高。至于饮酒,美国的研究资料显示,饮酒量与血压水平呈正相关,持续饮酒者比不饮酒者在 4 年内发生高血压的风险增高 40%,每日饮酒 30 毫升(半两多),收缩压可增高 4 毫米汞柱,舒张压增高 2 毫米汞柱。究其症结,这可能与酒精引起交感神经兴奋,心排出量增加,以及间接导致血管收缩物质的大量释放,造成外周阻力增加等因素有关。

3.保护颈椎。颈椎异常会导致大脑神经、血液循环受到影响,轻则反应迟钝、记忆力减弱,重则血压升高,故又将颈椎异常所致的高血压称为颈性高血压。特点是:降压药对其效果不明显或血压不稳定,一旦颈椎病得到有效治疗,则血压随之降至正常或接近正常水平。因此,平时注重颈椎保健,积极防治颈椎病,有助于保持血压处于正常水平。

4.注重睡眠。美国研究人员一项最新研究发现,与每天平均睡眠时间为 6 小时的人相比,每天平均睡眠时间为 5 小时的人 5 年内患高血压的风险增加 37%。美国另一项研究发现,每晚睡眠时间少于 5 小时的人中,有近 1/3 患有血管硬化。可以确定,每晚保证 6～7 小时睡眠对血压健康最有利。

5. 限盐。日本北部居民每天摄盐 20 克以上,高血压患病率高达 40%。与此形成鲜明对照的是阿拉斯加,那里的居民与高血压结缘者很少,人均每天摄盐量仅为 4 克。医学研究表明,大多数中老年人以及 25% 左右的青壮年人属于"盐敏感型",每人每天只要多吃 2 克盐,血压就会升高 2.0/1.2 毫米汞柱。因此,将每天的摄盐量限制在 6 克以下,是将高血压拒于体外的较佳选择。世界卫生组织建议:健康人每天摄盐总量不宜超过 6 克;糖尿病患者不超过 5 克;高血压患者不超过 3 克;集糖尿病与高血压于一身者不超过 2 克。

6. 护肾。肾炎、肾动脉狭窄等肾脏疾病可引起血压升高;反过来,高血压也可损害肾功能。这提示做好肾脏保健,远离肾病,将有利于血压健康。

7. 勤运动。大量研究证实,运动是人类防范高血压临身的有效手段之一,即使不幸得了高血压,运动也是辅助治疗方法之一。一次运动之后,人体血压水平可在一定时间内下降,并能保持 22 小时之久。至于降压幅度,根据美国有关机构的试验研究结果,运动能使收缩压降低 4～9 毫米汞柱。除此之外,被列为防治高血压的健康生活方式还有减肥(减肥 10 千克,将体重指数维持在 18.5～24.9,可降低收缩压 5～20 毫米汞柱)、蔬果和低脂饮食(可降低收缩压 8～14 毫米汞柱)、限盐(每天摄盐量低于 6 克,可降低收缩压 4～9 毫米汞柱)。运动以步行、慢跑、骑车、游泳、打太极拳、慢节奏的交谊舞和体操等有氧项目为佳。

8. 缓解压力。心理压力会迫使机体分泌出压力激素,进而损害血管系统,导致血压升高。故及时化解心理压力,如做深呼吸、冥想和瑜伽,多听音乐,多看喜剧小品,养宠物等,可使心脏血管放松,减少压力激素的分泌,避免血压升高。

附录.在家中自测血压的要点

●准备合适的血压计。水银血压计需在专业人士指导下使用,否则容易发生测量和记录偏差,而且有汞污染的问题,所以最好使用上臂式电子血压计(不推荐腕式或手指式血压计)。

●选择高度合适的座椅和桌子,双脚自然平放。上臂与胸壁成40°角放于桌上,用手触摸肘窝,找到肱动脉跳动部位;将袖带的胶皮袋中心置于肱动脉上,袖带下缘距肘线2～3厘米,松紧以能插入1～2指为宜;裸臂绑好袖带,袖带必须与心脏保持在同一水平。

●对于高血压降压未达标及血压不稳定的患者,每天早晚各测一次血压,最好在早上起床排尿后、服药前,晚上在临睡前,静坐5分钟之后再测血压。对于血压已达标且稳定的患者,可每周自测一天,早晚各一次即可。

尿　酸

人体内的核酸经过氧化分解,释放出一种被称为嘌呤的产物,此种产物被肝脏再次氧化,就形成了尿酸。

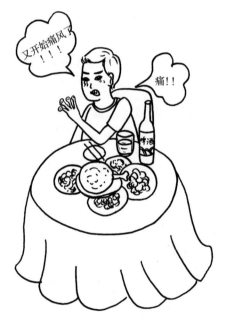

黄先生从一所名牌大学毕业后,被一家外企高薪聘用,收入丰厚,经常出入饭店酒楼,体形渐渐发福。某天晚餐,黄先生与几位朋友大搓了一顿海鲜,饮了不少啤酒,然后回家睡觉。睡到半夜,一阵刀割样疼痛将他痛醒,他发现痛感来自脚,且大脚趾疼痛尤其剧烈,10多分钟后痛感有所减轻,他坚持忍着,第二天就去医院挂了个专家号。老专家检查后告诉他,他血中尿酸明显超标,是痛风了。

尿酸?痛风?黄先生满头雾水,自己还不到 30 岁啊,怎么就中招了呢?这尿酸又是何物啊?

尿酸的真面目

要弄清尿酸是何物,得先认识一种物质——核酸。核酸广泛存在于包括人体在内的动植物细胞中,可细分为核糖核酸(RNA)与脱氧核糖核酸(DNA)。当核酸氧化分解后,就有一种被称为嘌呤的产物释放出来,释放出来的嘌呤被肝脏再次氧化,就形成了尿酸。换言之,尿酸的前身——嘌呤原本就是动植物细胞的组成部分,所以人体内每天都有一定的尿酸生成,谓之内源性尿酸,占了人体尿酸总量的 70% 左右。另外 30% 的尿酸则来自一日三餐所吃食物中含有的嘌呤,又称为外源性尿酸。可以说,人体内的尿酸主要是由体内生成的,来源于食物的尿酸仅占 1/3。

体内的尿酸出路何在?绝大部分(约 2/3)尿酸由肾脏通过尿液排出体外,小部分(约 1/3)由肠道随粪便排出。正常情况下,人体内尿酸的生成与排泄速度较为恒定,尿酸的生成量与排出量大致相等,从而使血液中尿酸维持在正常范围。如果尿酸高了,意味着您的体内代谢、免疫等功能出现了问题,健康有麻烦了。所以,血液尿酸检查常被列为健康检查的项目之一。

尿酸升高之密

尿酸为何升高了呢?刚才说过,人体内的尿酸由内源性与外源性尿酸组成,只要其中一种增加了,尿酸就会升高。

就内源性尿酸升高而言,往往与人体内某些酶的异常有关,如葡萄糖-6-磷酸酶缺乏等。这些酶关系到体内嘌呤的代谢,一旦异常就会导致尿酸产量增多。另外,人患了某些疾病,如慢性溶血性贫血、红细胞增多症、骨髓增生性疾病、癫痫状态、心肌梗死、呼吸衰竭、糖原贮积病及化疗或放疗时,尿酸也会升高。再者,过度运动、吸烟等行为也可使尿酸短暂升高。

再说外源性尿酸升高,主要是吃入太多的高嘌呤食物所致。医学研究证明,人体内的尿酸含量与食物内嘌呤含量成正比。

现在明白了吧,如果您去医院查血,发现尿酸升高了,就得从上述因素中寻找原因,以便对症处置。

高尿酸的危害

尿酸高了有何危害呢?请看医学专家开出的清单。

●高尿酸血症:表现为抽血化验发现尿酸值升高,超过了正常标准,但没有关节疼痛等症状。这个阶段除非做化验检查,一般不易被察觉尿酸升高,这种状态可持续 10～20 年,有的甚至持续终身无症状。

●急性尿酸性关节炎:体内尿酸日积月累达到过饱和状态,便会形成尿酸盐,并随血液流动到达下肢的远端,在关节及其周围以结晶的形式沉积,进而压迫该处神经,轻者引起发麻,重者剧痛难忍。此种疼痛有以下几个特点:①突然发作,多于半夜发生,脚痛如刀割样(像黄先生那样);②疼痛发作频繁,痛感剧烈,一般每隔数小时或半天便会出现一次剧烈疼痛,痛得连走路都有困难,但痛感也可在两三天内消失;③疼痛来得快,去得也快,如同一阵风(故名痛风)。其多见于肥胖、喜肉食及酗酒的男性,女性少见,男女患者比例大约为 20：1。女性少见痛风得益于体内的雌激素能对抗尿酸盐结晶沉淀,且能促进尿酸排出体外,故女性很少与痛风结缘,即使发病也多于绝经期之后。痛风反复发作可累及多个关节,甚至导致关节畸形。

●痛风石:尿酸盐沉积为细小针状结晶,产生慢性异物反应,周围被上皮细胞、巨核细胞所包围,形成异物结节,即所谓的痛风石。痛风石常发生于关节软骨、滑囊、耳轮等处,并可引起相应症状。关节软骨处的痛风石最为常见,长时间发展下去可造成关节强硬和畸形。

●尿酸性肾病:多于罹患高尿酸血症 10 年以上发病,包括尿酸性肾功能不全与肾石症两种类型。前者源于尿酸水平持续升高,尿酸形成结晶体,沉积并损害肾小管与肾间质;后者则是尿酸盐在尿中沉淀,聚集于肾集合系统及肾盂内构成结石,进而阻塞排尿系统。这两种情况都可能使肾小管及肾小球发生实质性改变,引起肾功能不断下降,甚至引起尿毒症(肾衰竭)而致命。这比单纯痛风更危险,因为痛风带给患者的只是痛苦的感觉,并不危及生命,而尿酸性肾病却能导致肾衰竭(医学资料显示,尿酸性肾病患者最终死于肾衰竭的高达 30%～40%),所以尿酸性肾病是真正的杀手,务必给予高度重视。

如何防止高尿酸呢?

弄清了尿酸的来龙去脉,就不难找到防止尿酸升高的办法。简单地说有两招:①减少尿酸的前身——嘌呤的摄入;②增加尿酸的排泄。如此"减入增排",即可将体内的尿酸浓度维持在正常范围内。具体措施有以下几种。

1.调整食谱,少吃高嘌呤食物。根据营养学家测定,日常食物可分为高嘌呤食物(每 100 克食物中嘌呤含量为 150～1000 毫克）、中嘌呤食物（每 100 克食物中嘌呤含量为 75～150 毫克）、中低嘌呤食物（每 100 克食物中嘌呤含量小于 75 毫克）以及低嘌呤食物（包括无嘌呤食物）四类，供您安排食谱时参考。

●高嘌呤食物：胰脏、凤尾鱼、沙丁鱼、牛肝、牛肾、脑、肉汁等。

●中嘌呤食物：扁豆、鲤鱼、鲈鱼、梭鱼、鲭鱼、鳗鱼、鳝鱼、贝壳类水产、熏火腿、猪肉、牛肉、牛舌、小牛肉、鸡汤、鸭、鹅、鸽子、鹌鹑、野鸡、兔肉、羊肉、鹿肉、肉汤、肝、火鸡等。

●中低嘌呤食物：芦笋、菜花、四季豆、青豆、豌豆、菜豆、蘑菇、麦片、鲱鱼、鲥鱼、鲑鱼、金枪鱼、白鱼、龙虾、蟹、牡蛎、鸡、火腿、羊肉、牛肉汤、麦麸、面包等。

●低嘌呤食物（包括无嘌呤食物）：精白米、玉米、精白面包、馒头、面条、通心粉、苏打饼干、卷心菜、胡萝卜、芹菜、黄瓜、茄子、甘蓝、莴苣、南瓜、番茄、萝卜、山芋、土豆、泡菜、咸菜、龙眼、蛋类、牛奶、炼乳、麦乳精、水果及干果类、糖果、各种饮料（包括汽水）、各种油脂等。

特别要提醒偏爱火锅的人们，火锅食材大多是嘌呤的"富矿"，如动物内脏、虾、贝类、海鲜、蘑菇等（火锅味道鲜美也是得益于食物中所富含的嘌呤），加上嘌呤容易溶解到持久加热的液体中，故火锅汤中嘌呤的浓度特别高。检测显示，每 100 毫升肉汤内嘌呤含量高达 160～400 毫克，比一般饮食要高出 30 倍。同时，吃火锅时大量饮酒，其酒精易使体内乳酸堆积，抑制尿酸的排出。因此，常吃火锅的人比一般人更容易患高尿酸血症，甚至痛风。

2. 多喝水。每日保持 1500～2000 毫升尿量，帮助尿酸排出。

所喝的水以白开水为主,苏打水、淡茶水亦佳,不饮浓茶与饮料。

3.多吃素。以碳水化合物为主,如精白米、富强粉、玉米、馒头、面条等,因为碳水化合物可促进尿酸排出。蔬菜以紫皮茄子、番茄、生菜等为佳,忌食龙须菜、芹菜、菜花与菠菜。少吃豆类,多吃水果,尤其是樱桃。

4.少饮酒或戒酒。酒精易使人体内的乳酸发生堆积,进而抑制尿酸排出。啤酒加海鲜更要绝对禁止。啤酒本身含有酒精,会使尿酸的排泄受到影响。而且酒精氧化过程中会产生一些物质,使尿酸增高。海鲜中含有嘌呤和蛋白质,大量摄入蛋白质会使人体处于一种微酸的环境,这样会促进尿酸结晶形成。另外,短期大量摄入海鲜,大量的嘌呤会使尿酸急剧升高。如果实在有酒瘾,可以适量喝点红酒解馋。

5.少吃盐。每天食盐摄入量控制在2~5克。

6.烹调方法。多用烩、煮、熬、蒸、氽等烹调方式,少用煎、炸等烹调方式。

疫　苗

疫苗是什么呢？凡具有抗原性，接种于人体后可产生特异的自动免疫力，抵御传染病的发生与流行的生物制品，统称为疫苗。疫苗包括减毒活疫苗（如麻风腮疫苗）、灭活疫苗（如甲肝疫苗）、多糖疫苗（如肺炎球菌多糖疫苗）、组分疫苗（如流感疫苗）及基因工程疫苗（如乙肝疫苗）等几大类，品种多达上百种。

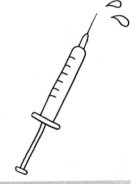

对容易患上传染病的人（医学上谓之易感人群）进行保护，是防止传染病传播甚至流行的有效措施。如何对这类人群开展保护呢？最佳手段就是接种疫苗，俗称打预防针。

最常用的疫苗有哪些品种？

目前，最常用的疫苗有以下品种。

●麻疹疫苗：减毒活疫苗，用于预防麻疹，于孩子出生后按期接种。

●麻风腮三联疫苗：用于儿童，预防麻疹、风疹及腮腺炎3种传染病。

●百白破三联疫苗：预防百日咳、白喉和破伤风。对于3个月以上的孩子，应按时接种百白破三联疫苗。

●卡介苗：由无毒牛型结核杆菌制成，用于预防结核病。接种对象包括儿童与成年人。

●脊髓灰质炎疫苗(简称脊灰糖丸):口服疫苗,呈白色颗粒状糖丸。孩子出生后按计划服用,可有效预防脊髓灰质炎(小儿麻痹症)。

●乙型脑炎疫苗:预防流行性乙型脑炎。适合 8 月龄以上健康儿童及由非疫区进入疫区的儿童和成年人。

●乙肝疫苗:包括乙型肝炎血源疫苗和乙肝基因工程疫苗两种。适用于所有可能感染乙肝者,包括儿童及成年人。

●狂犬疫苗:包括国产精制疫苗和法国进口"维尔博"疫苗,用于预防狂犬病。与任何可疑动物或狂犬病患者有过密切接触史的人,如被动物(包括外表健康动物)咬伤、抓伤,破损皮肤或黏膜被动物舔过等,都应尽早接种狂犬疫苗。另外,被动物咬伤机会较大或其他有可能接触到狂犬病病毒的人,还应提前接种狂犬疫苗。

●出血热疫苗:分为单价疫苗和双价疫苗两种。前者可分别预防家鼠型出血热或野鼠型出血热,后者则对两型出血热均有预防作用。凡出血热疫区 10～70 岁的人都应接种出血热疫苗,疫区的林业工人、水利工地民工、野外宿营人员等更应接种出血热疫苗。

●肺炎疫苗:是一类灭活疫苗,用于预防肺炎球菌性疾病(如肺炎等)。肺炎疫苗包括 7 价肺炎球菌结合疫苗与 23 价肺炎球菌多糖疫苗两种,前一种用于孩子,后一种用于成年人。

●流脑疫苗:目前,国内应用的是用 A 群脑膜炎球菌荚膜多糖制成的疫苗,用于预防 A 群脑膜炎球菌引起的流行性脑脊髓膜炎,接种对象为 6 个月至 15 周岁的儿童和青少年。

●甲肝疫苗:用于预防甲型肝炎,接种后至少可获得 4 年以上的持续保护。1 岁以上的易感者均可接种。

●腮腺炎疫苗:用于预防流行性腮腺炎(俗称"痄腮")。8 月龄以上的儿童均可接种。

●流感疫苗：预防流行性感冒。2岁以上的所有人群，尤其是慢性心、肺、支气管疾病患者，慢性肾功能不全者，糖尿病患者，免疫功能低下者，镰刀状细胞贫血症者等更要注意接种。

何时接种疫苗？接种哪种疫苗？

儿童接种疫苗应按照计划免疫程序进行，不能漏种，并要按时复种。成年人则无固定的免疫程序，接种哪一种，何时接种，有一定的灵活性。以下方案可供参考。

●喜欢旅游者，应当根据具体情况接种疫苗。如去非洲南部或南美洲的热带地区旅游，则最好接种"黄热病疫苗"；如去沙特阿拉伯，则需要接种"脑膜炎球菌疫苗"；若春末夏初到野外郊游，则最好接种"出血热疫苗"。

●流感疫苗每年都要打。因为流感病毒年年都有变化，且流感疫苗属于"联合制剂"，通常用来预防每年最流行的3种流感病毒毒株，疫苗因之而年年更新，所以要想远离流感必须年年接种流感疫苗。

●特殊行业人群需有针对性地接种疫苗。以医护人员为例，经常与各种患者的血液、体液、分泌物和排泄物打交道，感染各种病原菌的可能性大大增加，故其要接种预防麻疹、腮腺炎、百日咳、乙肝等疾病的疫苗，而且每年的流感疫苗也不能落下。

●哮喘、心脏病或肺部疾病患者，以及吸烟、免疫功能低下者宜接种肺炎疫苗。这些患者肺部一旦遭受病菌感染，症状将非常严重，甚至危及生命。因此，接种肺炎疫苗特别重要。肺炎疫苗的有效保护率可达到85%以上，打一针的保护期长达5年之久，以秋季流感大规模袭击前接种为妥。

●性伴侣多者应当接种与性传播疾病有关的疫苗，如乙肝疫苗、宫颈癌疫苗等。

●宠物爱好者要接种狂犬疫苗、破伤风疫苗。调查资料表明,我国城市中约 3/4 的 55 岁以上中老年人对破伤风没有免疫力,更谈不上对狂犬病的免疫力了。而中老年人多有养宠物的爱好,容易被猫、狗等小动物抓伤或咬伤。因此,接种预防破伤风与狂犬病的疫苗势在必行。

●经常在外就餐者,可接种胃幽门螺杆菌疫苗、乙肝疫苗。

●中老年人在冬、春等低气温季节宜接种气管炎疫苗。气管炎疫苗,又称哮喘疫苗,主要用于预防上呼吸道感染以及由此而引发的支气管哮喘、哮喘性支气管炎、慢性支气管炎等病症。这些病症多由甲型溶血性链球菌、白色葡萄球菌等细菌感染所致,发病率随年龄增加而上升。接种气管炎疫苗可有效地预防感染性气管疾病的发生和发作。

至于艾滋病疫苗、SARS 病毒疫苗、禽流感疫苗等尚在科学家们的研究之中。

接种前后的注意要点

1.掌握好禁忌证。不是所有人或任何时候都能接种疫苗,以下情况就不宜接种:①正在发热,体温超过 37.5℃者,应查明发烧原因,待治愈后再行接种。②正患急性传染病或痊愈后不足两周者,应缓期接种。③患有活动性肝炎、活动性肺结核、肾脏疾病、严重心脏病者,不宜接种。④肿瘤患者,在应用免疫抑制剂时,不宜接种。⑤神经系统疾病患者(如癔症、癫痫、大脑发育不全等患者),不宜接种。⑥过敏体质(有哮喘、荨麻疹、接种疫苗发生过敏)者,不宜接种。⑦重度营养不良、严重佝偻病、先天性免疫缺陷者,不宜接种。⑧妊娠期、哺乳期及月经期妇女,应推迟接种某些疫苗。

2.应对接种后的不良反应。接种疫苗后,由于机体受到疫苗的刺激,一般会出现某些反应。这些反应中,有些是正常的,如卡介苗接种后局部皮肤出现红肿等变化。但也可能因为技术问题或孩子本身免疫功能存在缺陷,出现异常反应。应及时到接种单位寻求帮助,不可自行处理,以免出错。

3.观察、评估疫苗接种后的效果。①观察打针部位有没有变化,若有变化(如接种卡介苗后2～3天,打针部位皮肤红肿,两周左右再次红肿,并破溃形成溃疡,有少量脓液,然后结痂,痂皮脱落后留有轻微疤痕),则说明接种成功;若无变化,则表明接种失败,应及时给予补种。②观察孩子的抗病能力是不是增强了。一般来说,接种疫苗后两周就可以产生免疫力,一个月左右时免疫水平最高,以后便逐渐降低。如果接种疫苗两周以后,不再患所种疫苗能预防的那种传染病,特别是在流行季节或周围有这种传染病流行期间,表明接种成功,效果好。此外,皮肤试验、体内抗体测定等办法更能准确地检测疫苗接种的成败,但须到医院进行接种,比较麻烦。

4.接种了疫苗后并非万事大吉,仍须做好预防事宜。因为人体感染疾病是一个极其复杂的过程,涉及诸如自身状态、疾病流行和感染程度、产生抗体是否足够或效果是否降低等方方面面。只要上述条件中有一条发生了变化,情况就会截然不同。以乙型肝炎为例,接种乙肝疫苗后,人体会产生针对乙肝病毒的抗体,以保护接种者免受乙肝病毒感染之害,但这种保护作用是相对的,且受到时间的限制。因此,仍须注意预防,如不可与乙肝患者接触,特别是不能接受e抗原阳性的乙肝患者的血液,否则仍会感染上乙型肝炎病毒。认为接种了疫苗等于进了保险箱,生活就可以随随便便的观点是绝对错误的,应予以彻底纠正。

Part 2　环境那些事

PM2.5

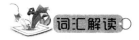

PM2.5指的是大气中直径小于或等于2.5微米的颗粒物，因可侵袭人体肺部，故又被称为可入肺颗粒物。

PM2.5 的防范措施

PM2.5对人体健康危害极大，医学研究显示，PM2.5潜入人体气管、支气管后，可干扰肺部的气体交换，引发包括哮喘、支气管炎甚至肺癌等在内的严重甚至致命性疾患。因此，严加防范刻不容缓。具体防范措施有以下几个方面。

1. 雾天别做室外运动。大量的粉尘、细菌等有害物质混杂在大雾中，可随呼吸潜入人体内，加重血液污染，阻断血液中氧的供应，进而诱发心脏病。所以，雾天应将锻炼改在室内进行，出门戴口罩，并尽量缩短在浓雾中滞留的时间，回到家后及时洗脸、洗手、漱口，最好用棉签蘸点凉开水或生理盐水清洗鼻腔。

2. 多走小道。英国医学研究表明，在繁华的主干道旁走50分钟或1小时，所吸取的有害物相当于吸了一支香烟；若紧靠机动车道行走会多吸入10％的污染物，车辆在启动时排放的污染物会更多。原因在于主干道上车辆多，容易发生交通堵塞，导致大量污染物颗粒进入人的肺部。对策：出行避开主干道，多走车辆不易去的"羊肠小道"、步行街、公园小路或者林荫道；如果不能避开主干道，应选择靠近建筑物的一侧，即人行道内侧行走，尤其在等红绿灯的过程中，更要离车辆远一些。

3.别在车流旁跑步或骑车。跑步、骑车属于有氧运动，有氧运动可使人比平时多吸入 2～3 倍的空气，而车流旁空气污染重，吸入的污染物也会增加 2～3 倍（骑车可增加 5 倍），心脏所承受的压力约增加 3 倍，极易受伤害。

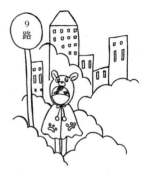

4.乘坐双层公交车时坐上层。乘坐公交车时不要与司机同侧，因为靠近发动机会多吸入 10% 的污染物。如果公交车有两层，以坐上层为好，可明显减少污染物的侵袭。

5.多走路，少乘车。走路与坐车相比较，哪种方式更易受污染呢？您很可能选择前者。然而，英国一项最新研究结论却相反：在步行、骑车、坐公交车和乘出租车几种出行方式中，步行时被污染物侵袭的概率最低，乘出租车的人看似被保护，其实受空气污染的程度最大。资料显示，出租车内的空气平均每立方厘米有超过 10.8 万个烟尘粒子，排名第一，且其直径只有 1 微米，能够轻易入侵人体肺部，影响呼吸系统；排名第二的是公共汽车，每立方厘米约有 9.5 万个烟尘粒子；排在第三的是自行车，每立方厘米约有 8.4 万个烟尘粒子；步行最少，每立方厘米约有 4.6 万个烟尘粒子。为何出租车污染最重呢？因为出租车每天的行程最多,堵车时常被其他车辆所包围,致使车内的尾气浓度居高不下;此外,车座、门把手也因为乘客频繁变动而易受污染。所以,多走路、少乘车,尤其少乘出租车,可减少污染。

6.堵车时别开车窗。如果您属于有车族,路遇堵车时别开窗透气。德国一项研究表明,人们陷于交通堵塞后 1 小时,心脏病发作的风险会增加 3.2 倍。本来,驾车时高度紧张就可促使心跳加快、心肌疲劳,容易诱发心脏病,若再打开窗户,空气就会携带大量污染物迎面扑来,不仅伤害心脏,而且还殃及肺脏。故一旦遇上交通拥堵,不要开窗透气,宜使用车内循环系统。

7.做好厨房卫生。有专家的研究发现,在使用各种食用油烹调食物的过程中也可产生 PM2.5,尤以煎、炒、烹、炸等方式最为严重。资料显示,在关闭门窗且不开抽油烟机的情况下,煮玉米 10 分钟后,厨房内每立方微米 PM2.5 上升 11 微克;蒸馒头 10 分钟后,PM2.5 上升 21 微克;炸薯条持续 5 分钟,PM2.5 数值升高 7 倍多;爆炒丝瓜,仅用葱、姜、蒜、辣椒爆香时,空气中 PM2.5 即飙升近 20 倍。可见,煮与蒸两种方式相对较为安全;而炸,尤其是爆炒最为可怕,PM2.5 可增加达 20 多倍。为此,可从以下环节进行防范。

(1)空气流通是减轻 PM2.5 的重要方式之一。在抽油烟机工作良好并打开窗户的情况下,烹饪时产生的 PM2.5 几乎可以散失掉 90% 以上。

(2)多蒸煮,少煎、炸、烤、炒。当食用油加热到 250℃ 时,会出现大量油烟气。传统的中国式烹饪方法(如炒、爆、炸)的油温都在 260℃ 以上,应尽量少用,多用凉拌、蒸、煮、卤等方式;炒菜时,尽可能控制油温,使之不超过 200℃(以油锅冒烟为极限)。

（3）抽油烟机要早开晚关。油锅还不太热时就要打开抽油烟机；如果采用了煎炸、爆炒等方式，应在熄火 3～5 分钟后再关掉。即便在蒸、煮时，最好也将油烟机开至小档。另外，现在很多高层住宅楼采用公共烟道，在集中做饭的时间段，即使自家不做饭，最好也要打开抽油烟机，以防别家抽走的油烟通过烟道进入自家厨房。

（4）使用烟点高的食用油。厨房油烟与做菜时的油温有直接关系，应选购油质稳定、烟点高的油。如精炼橄榄油与不粘锅配合使用，很少产生大量油烟。花生油、芥花油等也比较适合烹饪。

环境激素

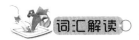

自然界有这样一类物质,其既不是传统意义上的有毒物,如砒霜、芥子气、蛇毒等,不会使人中毒丧命;也不属于致癌物,如黄曲霉毒素、烟中的尼古丁、氡气等,没有使人患癌症的风险。其结构和作用类似于人体激素,能以某种方式影响人体内的荷尔蒙量效,诱发内分泌系统失调,阻碍生物个体的生殖与发育等,科学家称之为"环境激素"。

说起环境激素,您可能感觉陌生;但说起鱼,您肯定熟悉。一个国际环保组织于 2010 年发布调查报告称,在流经重庆、武汉、南京及马鞍山的长江河段的野生鱼体内,发现了对人体有害的物质壬基酚和辛基酚,其危害性在于有导致女童性早熟等健康问题。国内专家检测了110 名性早熟女童的血液,结果发现,约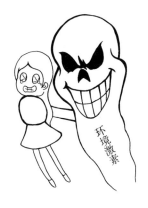

33.6% 的女童血液中有辛基酚,约 24.5% 的女童血液中有壬基酚。那么,壬基酚和辛基酚到底是什么东西呢? 它们就是环境激素。

再举一例,我国台湾地区于 2011 年查出多种饮料中含有一种被称为塑化剂的成分,继之全国一些保健品也陷入了"塑化门",致使塑化剂与三聚氰胺一样成为大家关注的焦点。塑化剂又名增塑剂，是一种无色无味的液体，由十二烷基硫酸钠和增稠剂纤维素组成。其特点是可增加塑料的延展性、弹性及柔软度，使塑料制品具有韧性和弹性，更加耐用。塑化剂种类多达百余种，通过多种途径堂而皇之地出现在我们的日常用品中。如：保鲜膜、食品袋等食品包装品；发胶、口红、指甲油、乳液等化妆品；一次性塑料水杯、塑料手套、雨衣、鞋类、皮革类仿制品、浴室窗帘、沙发、汽车座椅等日用品；方便面、浓汤类食品；注射针筒、血袋、输液袋、塑胶软管等医疗用品；儿童玩具等。另外，混凝土、墙壁泥灰、水泥等建筑材料中也有其"不可磨灭"的踪迹。总之，塑化剂是一种不折不扣的化工添加剂，可怎么就潜入饮料等食物中了呢？原来，为了确保饮料的良好外观、口感与保质期，需要添加一种叫作"起云剂"的食品添加剂。"起云剂"又称作乳化香精，包括阿拉伯胶、乳化剂、葵花油、棕榈油等成分，一般用在饮料等产品中，以达到增加饮料浊度、稳定饮料体系之目的。殊不知，塑化剂也有与"起云剂"类似的效果，而价格仅为"起云剂"的 20% 左右，如此"价廉物美"的东西自然会受到不法老板的追捧，于是他们施展偷天换日之计，用塑化剂取而代之，与当年"三聚氰胺"事件如出一辙。但归根到底，塑化剂也是环境激素中的一分子。

环境激素的来龙去脉

通常情况下，科学家们将有害物质按其毒理作用分为两大类：一类是损伤人体细胞或诱发细胞凋亡，使机体患上疾病甚至死亡的有害物质，如毒物；另一类是攻击人体细胞中的遗传物质脱氧核糖核酸（DNA），通过引起 DNA 变异而永久性地改变遗传信息，诱发癌变的有害物质。前一类被称为有毒物质，后一类则被称为致癌物质。不过,人类所赖以生存的地球远非如此简单。有害物质除上述两大类外,还有一类就是环境激素。

环境激素从何而来?它源于人类活动,包括现代文明生产方式,所以又被称为产业新公害。这是一类化学物质,在人和动物体内起着类似于激素的作用。目前,已知其至少有近 300 种之多,除了前述的辛基酚、壬基酚、塑化剂外,列在黑名单上的还有二噁英(由含氯塑料不完全燃烧、纸浆漂白以及汽车尾气等产生)、多氯联苯(是电器产品和其他塑料制品的原料)、邻苯二甲酸酐类(用于碳酸酯树脂、双酚 A、塑料增塑剂制造)、己二酸(用于制造润滑油添加剂)、海洋防污涂料、氯丹、水银、DDT 以及含氯农药等,可以说它已经渗透到了人类生活的方方面面。

环境激素三大"罪状"

刚才说过,环境激素既不属于致癌物,也不像有毒物质那样立即置人于死地。那么,它又是如何危害人类的呢?

科学家指出,环境激素这种来自外部环境的合成化学物质侵入人体后,或伪装成激素与体内的激素受体相结合,"欺骗"人体,向人体细胞发出错误指令;或设法"占据"激素受体,使出浑身解数来阻止受体与激素结合,使激素信息无法传递,导致细胞活动因信息中断而发生紊乱。简单地说,环境激素的攻击目标是激素——人体内通信系统中奔走不息的化学信息,加上这种攻击作用是隐性地、缓慢地、"神不知鬼不觉"地进行的,欺骗性极强,所以危害也最大。其主要表现在以下三方面。

1.危害生育。医学研究显示,环境激素可使育龄女性发生月经紊乱和自然流产;环境激素可使育龄男性精子数量减少或精子活力减低。另外,若孕妈妈血液中的环境激素浓度越高,则所生男婴的生殖器畸形风险也越大,如阴茎短细、肛门与生殖器距离缩短、睾丸下降不全等,且长到 5 岁左右会出现女性化行为,如喜欢玩洋娃娃、爱扮演公主等;至于 8 岁以下的小女孩,则容易出现乳房提早发育、月经早来等性早熟现象,日后罹患乳腺癌的概率也增高。

2.引发疾病。心血管疾病、肝脏疾病、呼吸道疾病、泌尿系统疾病、生殖疾病、肥胖症以及肿瘤等的患病概率增大。

3.削弱免疫作用。环境激素可给人体免疫系统带来消极影响,主要是抑制 T 细胞的成熟,可能导致诸多自我免疫性疾病临身,另外还能降低淋巴细胞的反应能力和巨噬细胞的战斗力,客观上为病原微生物乃至癌魔入侵打开了方便之门。

远点,再远点

环境激素的广泛性以及毒性,给人以惹不起的架势。不过,惹不起,躲得起,尽量离它远点再远点乃为上策。具体可从以下细节做起。

1.多吃原生态食物,力求新鲜。不吃一次性塑料包装的食品,尽量少喝奶茶、奶昔等浓稠状饮料,少吃或不吃膨化食品、奶油蛋糕、瓶装果汁等,自己动手制作最安全。

2.加强排毒。动物实验显示,潜入体内的环境激素不具备蓄积性,绝大部分可在 24～48 小时随尿液或粪便排出体外。故多吃具有排毒功效的食物,如菠菜、白菜等绿色或黄绿色蔬菜,以及糙米、小米、荞麦等五谷杂粮,可以提高人体的排毒能力,加速环境激素的排出。同时,多运动、多流汗也有助于排毒。

3.超市购物时细看食品配料表。一旦发现某食品有很陌生的添加物或者含有较多种类(如 5 种以上)的添加物,最好敬而远之。另外,不要贪图便宜。如果某种食品的价格大幅低于同类产品,往往有可能是商家在暗中玩"猫腻",利用添加物来降低材料质量,节约成本,塑化剂堪称典型例子。

4.少食近海鱼与野生鱼。由于海洋生物"食物链"的作用,环境激素在不少鱼肉中浓缩、积存,如金枪鱼、青花鱼等大型鱼类更需当心。江河中的野生鱼也有一定风险,限制食用量势在必行。

5.尽量少用或不用与环境激素有关的食具。如不用苯乙烯、聚氯乙烯、聚碳酸酯等材料做的食品容器,也不用泡沫塑料容器来冲泡方便面。给孩子喂奶最好用玻璃奶瓶,因为往聚碳酸酯类奶瓶中倒入开水后,开水中的双酚 A 含量会升高,同样不利于儿童健康。同时,一次性婴儿尿布也要尽量少用。

6.微波炉加热的食物最好用瓷器盛装。带保鲜膜的食物则不要放入微波炉里加热,尤其是肉类。因为保鲜膜中含有典型的环境激素邻苯二甲酸酯,该物质可因加热而被大量释放,以致污染室内空气,改用玻璃容器或陶瓷容器加热则无此弊。

7.正确认识保健品。应尽量少吃或不吃保健品,孕妇尤其要远离。

8.讲究卫生。经常洗手,尤其是要坚持饭前洗手。另外,做清洁工作时少用洗涤剂,多用肥皂。因为合成洗涤剂是环境激素的重要来源,而肥皂是用脂肪加碱制成的,不存在环境激素污染的问题。

健康家居

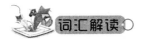

"我想有个家……"一首流行歌曲将人们对家的依恋表达得淋漓尽致。家既要温馨、舒适,又要健康、安全,这就是健康家居的核心内涵。

时下,一幢幢高楼住宅拔地而起,您是钟情于高楼层住宅还是低楼层住宅呢? 瑞士研究人员对 150 多万户居民调查后发现,选择高楼层住宅或许是保持健康长寿的一个秘诀,若居住的楼层越高,则预期寿命就越长。

研究显示,与居住在八层或八层以上的居民相比,居住在低楼层的居民死于严重肺部疾病的可能性高出 40％,心脏病死亡率高出 35％,肺癌死亡风险高出 22％。究其原因,这可能与低楼层居民所处环境的空气污染和交通噪声有关。当然,高楼层居民也有一些健康隐患:一是比低楼层居民更容易患上花粉热等过敏性疾病;二是自杀意图有所增加,居住在低楼层的居民采用跳楼的方式来结束生命的可能性较高楼层居民要低 60％。两相比较,孰优孰劣,您应该心中有数了吧。

卧室设计要点

家居中,卧室最为重要,其设计与健康、睡眠等关系密切,要点有以下几个方面。

1.墙面刷蓝色。英国一项涉及 2000 个家庭的调查显示,在紫色、灰色、红色、金色、棕色的卧室中,主人每晚的平均睡眠时间在 7 小时以下;而在银色、绿色、黄色的卧室中,主人能睡 7 个半小时以上;而蓝色的卧室,以 7 小时 52 分的平均睡眠时长高居榜首,被称为最有利于睡眠的颜色。

2.物件成对放。美国室内装潢专家芭蕾特建议,卧室床头柜、台灯、挂画等物件最好成对出现,能为卧室增添和谐感,通过心理暗示来帮助您提高睡眠质量。

3.实木家具好。卧室中的家具越少越好,家具放得越多,释放的有害物质也越多。就材质而言,实木家具最好,因为其在制造时不用胶水,所以比较环保。

4.少放大电器。不少人喜欢躺在床上看电视,这样虽然惬意,却不利于健康。卧室里最好少放或不放电器,尤其是电视、电脑等释放电磁波的电器,它们会对睡眠与夫妻生活产生消极影响。

5.窗帘挂双层。为营造一个良好的睡眠环境,窗帘以日夜帘为佳,尤其是朝南的卧室(光线太足),而日夜帘由两幅不同材质的窗帘组成,一幅透光性能好,一幅遮光性能强,可根据需要换着使用。

6.通风防污染。根据室外天气情况,勤通风是减少室内空气污染的最有效方法。有条件者可安装空气净化器:新房以能清除甲醛的净化器为好;活性炭类净化器擅长除异味;要想防控 PM2.5,则宜选购配备有高效过滤器的空气净化装置。

7.定期做清扫。每天起床后都要抖被子,整理床铺,擦床头柜;每周要清扫灯上的灰尘,更换床单,擦拭家具和地板;每季度要擦一次窗户,翻转床垫。特别要留意家里最易招灰尘的地方,如床下、电视或电脑后部、沙发垫下、暖气片中间或后部等处。对策：床下每周清洁一次，清扫时戴上口罩，将湿抹布裹在晾衣竿上，再将晾衣竿伸入床下清扫；每天穿的外套不要带入卧室内；家电周围每天用吸尘器清洁，用干布擦净电器或插线板表面的尘土；定期清洗沙发套（皮质沙发可用拧干水的湿布擦拭，布艺沙发则用吸尘器清洁），并要注意清理沙发垫下；暖气片及其周围每隔两三天用湿布擦拭一次，冬天须擦拭得更勤些，不要在暖气片上晾衣物或堆放杂物。

排查安全隐患

健康之家，安全第一，定期为家做个安全体检大有必要。美国研究人员建议，以下几处为重点检查对象。

1.电路系统。检查电器的电线是否有出现磨损、松动，如有，则及时请专业人员进行更换；检查地毯下或经常有人走动的地方是否有布线，如果有，应及早改路，以防长时间踩压造成短路，甚至引起火灾；在电器接电使用一段时间后，拔下插头，用手摸插座塑料部分，如果感觉烫手，应立即停止使用，并请电工检查；检查家中电源插座是否超载，电磁炉、微波炉等大功率家电要单独使用一个电源插座，切忌同其他电器一起连接在插线板上。

2.防火系统。每个家庭至少在厨房放置一个灭火器，并按照制造商的说明及建议，定期检查或更换灭火器；检查炉灶及煤气管道旁是否有木材、纸、油等易燃物品；在床头放一个手电筒，以备夜晚出现意外时使用；制订一个详细的逃生计划，以便火灾无法控制时及时脱身，逃生计划应包括至少两条逃生路线、夜间逃生指示灯以及最后避难的场所，如果您住在二楼，还可以准备一个救援梯。

3.儿童房。确保每个柜子都可以锁上；每个房间的门上都应该有窗口，以便观察孩子是否被困或发生意外；确保所有的药物（包括一些保健品）、剪刀、塑料袋等都放在孩子够不到的地方；检查家居边缘是否过于锋利或有棱角，如果有则须用塑料泡沫包裹好。

4.浴室。地面安装防滑瓷砖，或在浴室门口、浴盆周围铺上防滑垫。有老年人的家庭还要在坐便器旁铺设防滑垫。

关注潜在"铅源"

家中也有潜藏重金属铅的角落，并且这些铅可在暗中"潜"入人体内"作祟"。医学研究显示，铅污染容易诱发认知障碍、心脏病、肾衰竭等疾病。美国研究人员认为，家中至少有5大潜在"铅源"。

1.水龙头。水龙头的制造材料以铜为主，而铜质水龙头和镀铬铜的水龙头的含铅量居各类水龙头之首。对策：安装自来水过滤器，或每天清晨第一次打开水龙头放出少许水不用。

2.地板。若装修时选用的是乙烯基地板（一种类似塑料材质的地板），地板中含有铅，并可随着地板老化而析出。对策：选择更安全的地板，如实木地板等。

3.钱包。美国一项检测发现，钱包中铅含量较高。某些高端钱包中含铅量竟是美国加州消费品含铅量限定标准的195倍。对策：优选真皮、棉或帆布材质类钱包。

4.口红。2012年，美国食品与药品监督管理局抽检的22种口红样品中，超过半数的样品含微量铅，虽然含铅量小，但日积月累必然有害健康。对策：在购买口红前，先咨询口红含铅量的相关信息,尽量选择含量小的,或者最好不用口红。

5.果汁。一些杀虫剂中含有铅,可污染果蔬。2011年,美国检测发现,25％的果汁样品中铅含量超标(高出美国食品与药品监督管理局瓶装水限量的标准)。对策:喝果汁不如直接吃水果,但在食用前一定要清洗干净或削皮。

选好照明灯具

任何人工光源都会产生一种微妙的光压力,这种光压力长期存在,可使人(尤其婴幼儿)躁动不安、情绪不宁甚至诱发失眠,这被称为光污染。为避免光污染之害,选照明灯具时有如下建议。

1.装修别大量使用过亮的灯具,如水晶灯、射灯、筒灯等。至于在客厅天花板上安装一整圈射灯更不可取,既浪费资源,又会对眼球造成很大刺激,并诱发烦躁情绪。

2.选择灯具不要只关注灯具的外观及节能性和功率大小,还要关心灯具的照度、色温大小等关乎照明环境是否能达到健康标准的问题。一般室内照明的主光源应为冷色调,辅助光源宜为暖色调。

3.从房间用途看,书房、客厅、厨房等宜用冷色光源,卧室、卫生间、阳台等宜用暖色光源。

4.家居中各房间功能不同,对亮度的要求也不同,如客厅、书房、餐厅等的亮度应比卧室、厨房强些,这样才符合人体作息规律。卧室内可安装三盏不同类型的灯:一盏为大灯,瓦数别太高,以免在黑夜开灯时太刺眼;一盏为台灯,供读书看报用;还可以在距离地面30厘米的地方设计一盏光线柔和的小夜灯,在夜间开着,方便起夜。

5.台灯等可调光源的亮度最好控制在 60%～80%,最大亮度别超过 90%。

科学装饰花草

家居中弄点花花草草,可发挥装饰、美化以及清除空气污染等功效。日本研究人员建议:

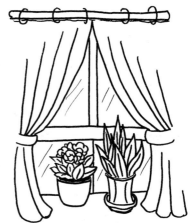

1.在卧室放置绿萝、兰花、水仙花等绿色观赏植物。绿色是缓解压力的"灵丹",能使人心情平稳、恬静愉悦。

2.在客厅放置向日葵、郁金香等橙色花草。橙色可活跃人的情绪,使人精神振奋,在秋冬等情绪容易低落的季节尤为适宜。

3.在书房放置红山茶、红玫瑰等红色花草。红色可激发人的干劲,化解疲乏。花瓶最好也选择红色或橙色等暖色系,相得益彰,效果更佳。

4.在梳妆台放置康乃馨、粉紫色玫瑰等粉色或淡紫色的花草,可衬托出女性的温柔与优雅,并能提升女性的自信。

植物宠物

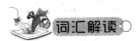词汇解读

所谓植物宠物,就是装在小小玻璃瓶里的绿色植物,这种植物采用的是特殊生物栽培技术,其生长过程受到人为的控制,它不是庞然大物,而是小巧玲珑、精美别致的,可当摆设、项链或手机链,也可作为居室或办公室里的装饰品。

时下,您环顾四周,说不定就能看到这样的情景:或妙龄少女,或新潮帅哥,胸前挂着一个小小的玻璃瓶,里面装着一些生机勃勃、造型各异的绿色植物,并有一个时尚的名字——"天使花房"。您知道吗?这就是当今流行的新型宠物——植物宠物。

植物宠物为健康效力

几年前,植物宠物开始风靡于日本、韩国、新加坡等地,打破了动物宠物"一统天下"的形势,并以锐不可当之势向我国"进军",特别受到时尚青年男女的追捧。

植物宠物的流行并非空穴来风,而是随着现代生活节奏的加快、工作生活压力的加重,都市人尤其是白领一族对田园生活、对亲近自然的渴求日益迫切而引发的。相比于动物宠物,植物宠物对现代人的身心健康具有更多的保健优势。

先说心理健康。富有生命力的植物对缓解现代人的压力、完善不健全的心理有较好的效果。宁静的植物历来是冥思者的最佳伙伴,很少有喜欢植物的人会产生心理疾病。因为在人类

的概念中,植物是沉默、理性、坚韧、生生不息的象征,与植物产生心灵交流,可从中汲取力量。想象下,买几株您钟爱的植物回家,取个既有个性又动听的名字,每天下班归来的时候问候一番,给它喝点水或给些营养物,甚至与它唠叨几句,那是何等惬意的事情。如果再将其制作成"透明花房",挂在手机上、背包上、车上、提包上、书桌上,又是何等的潇洒。难道不比小狗、小猫更能使人愉悦吗? 不论多大的压力、不快与疲惫都会被化解的。

再说体格健康。植物有颜色,不同颜色具有不同频率的光波与独特的能量,可对人体相应组织器官及生理产生独特的影响。如蓝色可改善睡眠,并减轻风湿性关节炎的疼痛;红色可缓解偏头痛;黄色有助于治疗便秘,提高自信心;橙色对治疗抑郁症和哮喘有效果;紫色有助于减轻癌症;青色有助于治疗关节疾病和静脉曲张等。所以,与植物宠物接触,可收到自然疗法的效果。另外,植物尚可吸收噪声、有毒气体(如二氧化硫、氮氧化物、氟化氢、甲醛、氯化氢等)及辐射(如手机辐射),从多方面保护您的健康。

虽与动物宠物同属宠物,但植物宠物不像动物宠物有那么多的致病风险,它没有任何破坏性,不会随地排泄大小便,养护较简单,且很安静、不吵闹,不会干扰饲养者的生活。但它同样是一种生命,只要您耐心守候,静静地观察,您会发现它也有自己的生存状态,每天也都有变化,带给您的乐趣丝毫不逊于动物宠物。

另外,植物宠物不等同于盆栽植物。盆栽植物需要一定的栽培经验,包括对容器、土壤、种子的挑选等,"伺候"起来很麻烦，且较费时间。植物宠物轻松随意，无须费神费力，这也是其受欢迎的一个原因。

植物宠物还有一个优势——实惠。就说"天使花房"吧，市场售价不过10～20元，比起动辄上百成千元的动物，显然更适合工薪族的消费。

植物宠物的特殊栽培法

植物宠物与普通植物的栽培方法不同，植物宠物借助的是最新的生物克隆和无菌培养技术，根据植物细胞具有全能性的理论，利用植物体离体的器官、组织或细胞（如根、茎、叶、花、果实、种子、胚、胚珠、子房、花药、花粉以及贮藏器官的薄壁组织、维管束组织等），在光照、温度等条件适宜的无菌人工培养基内，诱导出愈伤组织、不定芽、不定根，最后形成与母体遗传性完全相同的完整植株，并采用转基因和生长控制技术，将事先在试验室培育好的植物胚胎种植到小小的透明瓶子里，瓶内备足了植物生长所需的全部养分，植物可以在无菌玻璃瓶中继续生长，且高科技的生长控制技术会控制好它们的生长速度，使其长成神奇而有趣、精致而可爱的植株，再将其放入一个高度不足4厘米、直径不过1.5厘米的透明"花房"中，"天使花房"就这样应运而生了，成为可随身携带的贴身植物宠物。当然，也可将其栽培在2～5寸大的小陶罐里，成为室内的装饰品；也可直接将其栽培在水中，供人观赏。

为迎合消费者的需要，植物宠物商店纷纷上市，各种造型奇特的植物令人眼花缭乱，主要分为新奇植物、罐装植物、开心农场等几大类，每一大类中又细分出若干小分支，如天使花房、玫瑰、魔豆、向日葵、幸运草、QQ表情、负离子植栽、水培花卉、蚂蚁家园、青青草、小菜园、迷你花罐栽培系列、巫毒娃娃等，可以充分满足各类消费者的需求。

挑选植物宠物别忘健康

植物宠物品种繁多，单就新奇植物类来看，就有薰衣草、碰碰香、青锁龙、量天尺、金皇后、爱情豆等几百上千种植物。那么，又该如何选择呢？除了您的喜好与兴趣外，切莫忘了健康。

刚才谈及，植物有助于健康，但不是所有植物都有益。一般说来，有三类植物值得作为宠物饲养。

1.能吸收有毒化学物质的植物：金鱼草、美人蕉、牵牛花、石竹等能吸收硫酸盐化合物；铁树、菊花、石榴、半支莲、月季花、山茶、米兰花、万寿菊等可清除二氧化硫、氯、乙醚、乙烯、一氧化碳、过氧化氮等有害物质；芦荟、吊兰、虎尾兰、龟背竹能吸收甲醛；蕙兰可吸收氟和二氧化硫；兰花、桂花、花叶芋、红背桂等能吸收空气中飘浮的微粒及烟尘等。

2.能杀病菌的植物：玫瑰、桂花、紫罗兰、茉莉、石竹、紫薇、金银花、牵牛花等，能杀灭或抑制白喉杆菌、结核杆菌、痢疾杆菌、伤寒杆菌、肺炎球菌、葡萄球菌等；金橘、四季橘和朱砂橘等植物富含油苞子，不仅能抑制细菌，尚可预防霉变。

3.具有保健功能的植物：虎皮兰、龙舌兰以及伽蓝菜、景天、落地生根、栽培凤梨等，能净化室内空气，增加负氧离子浓度；茉莉、玫瑰、紫罗兰、薄荷等植物可使人放松、精神愉快，从而提高工作效率。

注意：有毒的花卉、具有强烈刺激性气味的植物以及能诱发过敏的植物，如滴水观音、绿萝、万年青、郁金香、杜鹃、一品红、夹竹桃、郁金香、洋绣球等，则不可作为宠物饲养。

学点养护知识

饲养动物宠物很有学问,而饲养植物宠物虽说简单得多,但学一些养护知识仍是有必要的。如弄懂植物宠物的用处、特点以及一些相关的种植技巧,让植物宠物不仅仅是一株植物,更是一种寄托、一种精神、一种同心共进的力量,通过自己的努力,尽量让植物生长得旺盛而富有观赏性。如果能自己动手制作,则更能节约成本,富有意义。

以"天使花房"为例,用作吊坠饰品的"天使花房"多用培养基栽培植物,也有少数用土壤栽培,植物品种有红掌、凤梨、香妃草、野芝麻、白掌、十二卷、金手指及芦荟等。平时不需要给它浇水和施肥,只要偶尔晒晒太阳它就能成活。另外,"天使花房"还包括一种被称为"手指花卉"的产品,花卉娇柔的身躯只有无名指般大小,被密封在状似试管的真空玻璃瓶内,瓶底有鲜艳的凝胶状营养基,用来提供植物生长所需的养分。平时只要将"手指花卉"置于明亮的环境内,植物便可进行光合作用,生长并开花。此外,以下几个要点也要牢记于心。

●瓶内的培养基只能保证植物 3～6 个月的成长养分,到时要给予补充。

●不能将瓶子长期倒置,以免培养基脱落,造成植物死亡。

●不能剧烈摇晃瓶身,避免培养基变形。

●由于瓶身经过真空杀菌处理,故植物在未移盆前不能打开瓶塞,以免细菌侵入导致培养基霉变。

Part 3　流言蜚语

癌症流言

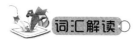词汇解读

时下，网络已成为人们传递、获悉信息的重要媒介，涉及个人切身利益的防病保健自然也不例外。就说癌症吧，相关的流言可谓铺天盖地，令人眼花缭乱，无所适从。所以，拥有一双识别真假的慧眼至关重要。

流言 1. 午餐带饭成为白领族胃癌的主要诱因；吃隔夜饭菜的致癌风险增高 3.6 倍

解析：得不得胃癌与带不带午餐无关，而是取决于带的什么午餐。若为新鲜的饭菜，则相对安全；若为隔夜餐，就得当心了。医学研究显示，饭菜煮熟后隔夜放置时间太久（往往接近 20 小时），食物尤其是蔬菜中的硝酸盐会被细菌还原成亚硝酸盐，当亚硝酸盐积累到一定程度，或与蛋白质分解的产物结合，便会形成一种名叫亚硝

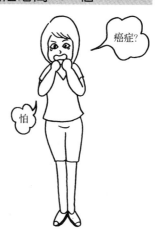

癌症?

怕

119

胺的致癌物,反复刺激胃黏膜就有癌变之虞;如果饭菜又受到幽门螺杆菌的污染,则癌变的风险将会更大。至于风险增高3.6倍的说法,可能是一些研究人员根据医学观察得出的大致数据,不必过分追究其准确性。

建议:并不是说绝对不能带餐,只要您做到以下几点,就会大大提高用餐的安全度。

1.饭菜可在当天早上做好,主食和菜肴应分开盛放,首选瓷质或玻璃材料制作的餐盒,若是塑料盒,则必须选微波炉专用的产品。

2.素菜别选绿叶菜,尤其是最容易产生亚硝酸盐的青菜、菠菜和韭菜,以藕、土豆、萝卜、菌菇类等为佳;荤菜则别选鱼、虾等海鲜,以牛肉、猪肉、鸡肉等较好。

3.也不要带腌制、油炸食物,且一周内每天带的菜要尽量争取品种多样化。

4.多用大蒜配餐(大蒜素可抑制胃中的硝酸盐还原菌,使胃内的亚硝酸盐含量明显降低);常喝茶(茶中所含的茶多酚可阻断亚硝胺形成)。

家庭中有胃病、胃癌史者最好不要长期带餐。

流言2.喝酒时吃烤肉、腊肠或咸肉容易得胃癌

解析:有道理。烤肉、腊肠等食物中往往含有一定量的致癌物,如苯并芘、亚硝胺等,而酒精一方面可使致癌物更多地溶于酒中,另一方面又可刺激、扩张消化道黏膜血管,增加人体对致癌物的吸收量;加上烧烤等烹饪方式又使食物中维生素等保护性营养物质大量流失,因而更易导致胃癌的发生。咸肉不好则在于其盐分太多,进入胃内后形成高渗透液,破坏胃黏膜,久而

久之亦可能使人患上胃癌。

建议:对于难以舍弃烧烤食物者,可考虑采取以下改进措施。

1.勿用烧烤与腌腊食品做下酒菜,并尽量减少烧烤等食品的进食量。

2.纠正烹调方式,如用生菜叶子包裹烤肉,并与番茄酱、辣椒、大蒜片一起吃。

3.吃烤肉后吃一个梨子或喝一杯柠檬汁,所含的维生素C和黄酮类物质可有效分解与中和致癌物,将患癌隐患降到最低。

流言3."熊猫茶"抗癌

解析:纯属噱头。近来,一种名为"熊猫茶"的茶叶以天价上市销售,宣称其抗癌功效突出。其实,"熊猫茶"就是用熊猫的粪便做肥料培育的绿茶。商家宣称,以竹叶为主食的熊猫消化吸收功能不太好,不停地吃入又不停地拉出,养分吸取率不到20%,70%以上的养分都留在了粪便里,故粪便就被夸大成了典型的生态无机肥料,用这样的肥料培育的茶叶,自然含有不少抗癌成分。但实际上,竹子里面的抗癌成分是无法被茶叶吸取的,因为茶树的根主要吸取氮、磷、钾一类的矿物元素;即使能吸收一点,那也是微不足道的,难以发挥保护作用。

建议:捂紧您的钱袋子,别为噱头买单,否则就成了冤大头。

流言4.喝咖啡致癌

解析:缺乏根据。综合迄今为止的数十项研究报告,咖啡不会增加罹患肾癌、胰腺癌等癌症的发生概率;恰恰相反,一些研究机构还得出了每天饮用5杯以上咖啡可以降低患乳腺癌、前列腺癌的风险的结论。

建议：不推荐为了防癌而每天饮用 5 杯以上咖啡，一来这些观察数据尚待证实；二来过量饮用咖啡可能引起其他健康问题。如果您一直喜欢每天饮用一两杯咖啡，那就继续享用吧，大可不必被致癌传言所吓倒。

流言 5.日本国立癌症预防研究所公布抑癌蔬菜排行

日本国立癌症预防研究所公布的抑癌蔬菜排行：熟红薯 98.7％，生红薯 94.4％，芦笋 93.9％，花椰菜 82.8％，卷心菜 91.4％，菜花 90.8％，欧芹 83.7％，茄子皮 74％，甜椒 55.5％，胡萝卜 46.5％，金花菜 37.6％，荠菜 35.4％，苤蓝 34.7％，芥菜 32.9％，雪里蕻 29.8％，番茄 23.8％。

解析：国内研究人员通过查阅文献等渠道发现，这个榜单并非来自日本，而是与 20 多年前美国国家癌症研究所的蔬菜抗癌实验结果相似，但美国的这项研究并未对蔬菜的抗癌作用排序。推测是国内一些从事营养和健康专题的记者，在看到日本的某篇关于蔬菜抗癌的研究报告后，自行拟定的一个排行榜，借用日本国立癌症研究所的大名，只是为了增加可信度与影响力而已。

建议：蔬菜的确有大量有益健康的成分，其蕴含的维生素与矿物质也的确有一定的抗癌作用，但总的说来含量较少。正确的防癌方法是正常起居，适度饮食，而不是拼命地去超市囤购蔬菜，或每顿都只吃蔬菜。总之，平衡膳食、均衡营养才是健康之本，防癌、抗癌也不例外。

流言 6.汽车空调致癌

解析：网上流传"上车后马上打开空调会大大增加患癌风

险,因为汽车的仪表盘、沙发、空气过滤器等会释放出苯,这是一种致癌毒素,会导致白血病"等信息。果真如此吗?有两项研究足以破解这一传言。一项研究来自韩国,证实车内的苯主要来自油料,并非仪表盘、内饰等组件,且旧车中的苯含量要高于新车;温度较低的冬天又高于其他季节,说明汽车空调的使用并非苯暴露的主要因素,吸烟(包括被动吸烟)才是日常生活中接触苯的主要方式。另一项研究来自美国癌症协会,提示苯与白血病风险增高确有关联,但无任何证据表明,汽车内的苯含量足以达到潜在致癌的级别。

建议:车内的确有苯存在,但与车内空调是否开放无多大关联;苯也与癌症相关,但车内的苯含量远未达到致癌的水平。不过高温天开车倒是应该先开车窗通通风再开空调,因为开一会儿车窗可通过气体交换来加快温度下降的速度,这比单靠空调降温要有效,但并非为了降低苯含量。

流言7.常喝豆浆易患乳腺癌

解析:豆浆致癌的传播者认为,豆制品中含大量植物雌激素,可在人体内积聚,造成年人体内雌激素偏高,进而诱发乳腺癌。体内雌激素过高的确有诱发乳腺癌、子宫内膜癌变之虞,故这些癌又被称为激素依赖性癌,这也是医学界主张在更年期须慎重用雌激素替代疗法的原因所在。但此雌激素(植物雌激素)非彼雌激素(药物雌激素)。植物雌激素具有独特的双向调节作用,在体内雌激素水平低下时可使其升高,在体内雌激素水平过高时则使其下降,从而保持体内荷尔蒙的平衡,因而非但不会致癌,反而有一定的防癌作用。有关研究机构在上海市调查证实,吃豆制品可显著降低乳腺癌的发病风险与死亡率。

建议：提倡喝豆浆，每天饮用 250 毫升豆浆或食用 100 克豆腐，使人体达到 60 毫克植物雌激素的日摄取建议量，可减少中老年女性 60% 的更年期症状，降低 10% 低密度脂蛋白胆固醇；青年女性则能因此减少面部青春痘、暗疮或黄褐斑的发生，长保皮肤光滑润泽。

流言 8. 月经期间洗头致癌；经期前头晕就是乳腺癌或宫颈癌的预兆

解析：有人在网上声称调查发现，多数乳腺癌及宫颈癌患者在月经来潮时曾洗过头发、提过重物，导致子宫收缩不完全，使得应该排出的污血未被排净，残留在子宫之内，日积月累使体内荷尔蒙失去平衡，长久累积而致癌。这看起来言之凿凿，但其实谬误矣。一来经血并非污血，而是人体正常的血液，加上脱落的子宫内膜碎片、宫颈黏液及阴道上皮；另外，经血也并不会"残留"，一旦产生便会从宫颈口进入阴道而被排出体外。要知道，未孕女性的子宫容量仅为约 5 毫升，能"留"得住多少残血呢？换言之，月经来潮时洗头，提点重物，吃点凉食，是不会有如此严重后果的。至于经期前头晕、头痛，很可能是经期前综合征的表现，乃因经期激素水平改变所致，将之与癌症联系起来实在是太牵强了。

建议：经期洗头或适当活动是有益的，不要听信流言或受其约束，以免影响健康。

流言 9. 每周吃 1 个鳄梨能防宫颈癌

解析：说鳄梨防宫颈癌的依据是，鳄梨的外形很像子宫，而且生长期也是 9 个月，故能保护子宫，防止癌症的侵袭。这显然是受"取象比类""以形补形"等传统思维影响的想当然说法，没有科学依据。鳄梨的确能帮助人体抵御包括宫颈癌在内的多种癌症侵袭(如口腔癌、咽喉癌、乳腺癌、肺癌、胃癌等),但并非是因为其外形与子宫相像,而是得益于其所含的较多膳食纤维、谷胱甘肽和维生素 C 等抗癌成分。不只是鳄梨,其他水果同样有此功效。至于每周吃一个鳄梨就能平衡雌激素的"研究"恐怕是误传,因为鳄梨的植物雌激素含量并不多,难当此任。

建议:鳄梨可直接食用,也可拌成沙拉,或卷成寿司食用,特别是能缓解便秘,每天吃半个鳄梨就能起到通便的作用。

流言 10. 刮腋毛易导致乳腺癌,因为腋毛能帮助排汗;没有腋毛了,毒素就会储存于淋巴结

解析:这其实毫无根据。首先,刮腋毛不会影响汗腺的结构,所以不会阻碍排汗。其次,排汗的功能主要体现在调节体温、保持皮肤湿润方面,"排毒"仅起辅助作用,体内排毒主要依靠肝、肾(排出尿液)、肠(排出粪便)等器官。再说,淋巴结排毒是通过免疫机制进行的,并非排汗,而且汗腺存在于皮肤而不是淋巴结中。总之,刮腋毛与乳腺癌发病一点关系也没有。

建议:刮腋毛虽与乳腺癌无关,但操作不当也会招来麻烦,如划伤皮肤、引起细菌感染等。故应使用清洁锋利的剃毛工具,剃毛前须进行充分湿润,并适当使用润滑产品,防止受伤;并且不可与其他人共用剃毛工具,避免交叉感染。

流言 11. 精液营养价值高,胜过牛奶,吞精能防癌

解析:没道理。精液由精子与精浆液组成,90％以上都是水,仅有少量脂肪、蛋白质、矿物质、酶类、糖类等,与血浆成分差不多。而一碗牛奶(250 毫升)含蛋白质 8 克、脂肪 10 克、糖 13克;一碗豆浆(250 毫升)含蛋白质 11 克、脂肪 5 克、糖 29 克;相

比之下,精液可谓望尘莫及。所以女性吞精可美容等说辞站不稳脚,仅是一些人凭空想象的,它最多也就是起一点点提高性兴奋的心理作用而已。至于精液杀菌、防癌等功效,还限于科学家的实验探索之中,尚无定论。目前,只发现精液进入阴道(不是消化道)能够抑制细菌的生长(不是杀灭)。印度一位生殖专家有一个著名论断:精液除繁衍后代外无任何作用。

建议:吞精对女性健康没有多大好处,如果精液提供者患有淋病、梅毒、乙肝或艾滋病等性传播疾病,吞精者还有被传染的危险。至于有些女性用精液抹脸后获得了一定的"美容"效果,也并不是精液的贡献,而是得益于美满和谐的性生活,使内分泌系统处于协调状态的结果。

维生素流言

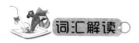

词汇解读

维生素是人体必需的营养素之一,合理补充十分重要,可一些网络或坊间传言(以下简称网言)却以讹传讹,使不少人难以适从,亟待澄清。

流言1.胡萝卜用油炒着吃

网言:胡萝卜最好用油炒着吃,因为其所含的胡萝卜素为脂溶性维生素,油中丰富的脂肪有利于身体吸收胡萝卜素……

解析:这看似有一定的道理。胡萝卜素可与脂肪形成易被小肠吸收的乳化微球,但这并不意味着胡萝卜一定要用油炒着吃。菲律宾研究人员以儿童为对象做了专项研究,他们用蒸煮的方式烹调富含胡萝卜素的蔬菜,并辅以少量脂肪,结果显示,儿童体内的胡萝卜素水平都增加了,这表明胡萝卜素得到了充分的吸收。所以,为了保证身体吸收适量的胡萝卜素,同时又避免摄入过多的脂肪,可先将胡萝卜煮熟或蒸熟,并用适当的调料凉拌,再辅以适量的含有脂肪的食物即可。

建议:为了减少脂肪的摄入,胡萝卜最好用蒸煮的烹调方法,蒸煮可以破坏胡萝卜细胞坚硬的细胞壁,促进胡萝卜素的释放,加上进餐过程中吃入的其他含有脂肪的食物,不必担心胡萝卜素的吸收率。

流言2.多吃胡萝卜会中毒

网言:胡萝卜中含有丰富的胡萝卜素,它会在体内转化成维生素A,多吃会引起维生素A中毒。

解析:胡萝卜素进入人体内后的确能转化成维生素A,并发挥生理作用,但它本身并非维生素A,当摄入较多,一时不能转化为维生素A时,过多的胡萝卜素可在人体皮下脂肪中沉积下来,引起皮肤发黄,医学上称之为胡萝卜素血症,一般没有明显的不适感。其实不仅胡萝卜,其他富含胡萝卜素的食物(如柑橘、南瓜、红薯等)吃入过多时也有此弊端,只要停止或减少此类食物的摄取,随着胡萝卜素含量的逐渐减少,皮肤颜色可在2～6周恢复正常,无须特殊治疗。维生素A就不一样了,摄入过多可能引起中毒,因为维生素A属于脂溶性维生素,在人体内代谢速度很慢,可储存在肝脏中引起慢性肝损害;如果一次摄入的剂量太大,还会引发急性中毒,严重的甚至有性命之虞。

建议:通过食用富含 β-胡萝卜素的食物来补充维生素A是安全的,爱吃胡萝卜的人不必担心吃多了会导致维生素A中毒。但为了避免胡萝卜素血症的发生,还是以适度进食为好。

流言3.维生素B₁驱蚊

网言:准备一个可喷水的化妆小瓶,向其中灌入适量清水,放进5片维生素B_1片,摇匀,将小瓶对准胳膊、腿、身体等部位喷一下,即可防止蚊子叮咬。因为蚊子害怕维生素B_1的味道。

解析:维生素B_1能驱蚊防蚊是个流传已久的网络传言。国外也曾流行过,不过使用方法是每天服用100毫克维生素B_1片。

128

维生素 B_1 有微弱的臭味,尝起来是苦的,味道很恶心——这大概便是人们相信它能驱蚊的原因所在。其实,人类不喜欢的味道,未必蚊子也讨厌,如人类避之唯恐不及的汗臭味,蚊子却挺喜欢。另外,维生素 B_1 的水溶性虽然很强,但在水中却很不稳定,它怕热、见光容易分解,故将维生素 B_1 溶解在水里喷洒的做法很不可靠。不难明白,维生素 B_1 能防蚊纯属谣传,尤其不可盲目使用维生素 B_1 口服的办法,因为网络上流传的各种驱蚊配方里的维生素 B_1 剂量很大,过量维生素 B_1 进入人体后可能干扰其他 B 族维生素的吸收或胰岛素与甲状腺素的分泌,非但无益反而有害。

建议:真正有效的防蚊办法是使用蚊香、挂蚊帐等。

流言 4.菌藻类补充维生素 B_{12}

网言:素食者只要常吃香菇、海带、紫菜、螺旋藻等菌藻类食物,就不会缺乏维生素 B_{12}。

解析:不少素食者拒绝动物性食品的一大理由是香菇、紫菜等食物富含维生素 B_{12},可以替代荤食。从表面上来看,这很有道理,实际上问题却没有这么简单。营养学家的最新研究发现,菌藻类食物虽然维生素 B_{12} 的含量不少,但人体的利用率却相当低,症结在于这些植物性食品中还存在一些维生素 B_{12} 的类似物,可干扰维生素 B_{12} 的作用。研究资料显示,即便摄入这些食物,与维生素 B_{12} 有关的一种酶——甲基丙二酰辅酶 A 变位酶的活性仍然跟不上,这表明维生素 B_{12} 处于缺乏活性的状态,故无法胜任预防维生素 B_{12} 缺乏的生理使命。

建议:提倡荤素搭配。如果难以纠正纯素食习惯,不妨在医生指导下服用维生素 B_{12} 的药物制剂,不要用复合维生素,因为其利用率依然不令人满意。

流言 5. 荤食补充维生素 B_{12} 效果一样

网言：只要是动物性食品，补充维生素 B_{12} 的效果都差不多，随便吃哪种都行。

解析：诚然，凡动物性食品都是维生素 B_{12} 的"富矿"，如鱼类、肉类、蛋类、奶类等，但人体的利用率却各有千秋，即使同属肉类也有差异，如鸡肉为 $61\%\sim66\%$，羊肉为 $56\%\sim89\%$，鱼肉为 42%；蛋类就更低了，只有 9%。另一项针对中老年人的研究还显示，奶类的维生素 B_{12} 利用率较高，按同样的食物维生素 B_{12} 含量测算，食用奶制品可最有效地提高血液中维生素 B_{12} 的水平，其次是鱼类，而肉类和蛋类效果则不明显。

建议：提倡每天喝一杯奶。只吃蛋类的素食者仍有维生素 B_{12} 缺乏之虞，需要借助服用维生素 B_{12} 的药物制剂来解决。

流言 6. 维生素 B_{17} 抗癌

网言：癌症在几十年前就有解了，只是真相一直被隐瞒，这个解就是维生素 B_{17}。

解析：一时间，这段惊人的消息在网络上疯传，惹得不少癌症患者四处寻访。实际上，维生素 B_{17} 并非真正的维生素，而是一种由苦杏仁苷衍生而来的氰苷类物质，化学名称为"L-扁桃腈-β-葡萄糖醛酸"。将其神化的是一位名叫克雷布斯的美国人，他不仅鱼目混珠地将其命名为维生素 B_{17}，而且声称这是人体必需的营养素，可选择性地杀死肿瘤细胞。但大多数科学家的研究显示，此物不但无此"神功"，也不能算作维生素家族的一员，安全性则更糟糕。因为该物质进入人体内被酶分解后会产生有毒的氰化物——氢氰酸,可使服用者出现恶心呕吐、头晕目眩,甚至死亡等严重后果。这类物质早已被美国食品药品监督管理局、美国医学会、考科蓝图书馆等权威机构所否定。

建议:纯属伪科学,不可相信。

流言 7. 维生素 C 防治感冒

网言:口服大剂量维生素 C 药片可预防和辅助治疗感冒。

解析:此乃有关维生素的种种传言中,流传最广泛、最持久的一个传言,这与最早的提倡和宣传者——两度诺贝尔奖获得者鲍林有关。鲍林先后获得 1954 年诺贝尔化学奖和 1962 年诺贝尔和平奖,他在其著作《维生素纲要》中宣称:维生素基本没有毒性,大剂量服用可预防感冒、心脏病甚至癌症。维生素 C 的防病作用便随之流传开来直到现在。但大量的医学研究证实鲍林的说法并不靠谱,口服大剂量维生素 C 并不能降低普通感冒的发病率,更无包治百病的功效。而且口服大剂量维生素 C,也并非像鲍林说的那样"基本没有毒性",而是有诸如诱发尿路结石、血栓形成、溶血、降低生育力等副作用。是药三分毒,维生素 C 也逃不脱这个宿命。

建议:维生素 C 是人体必需的营养素之一,而且是重要的抗氧化剂,应提倡以食物的方式进行补充,即多吃富含维生素 C 的蔬果,如鲜枣、猕猴桃、柑橘、蔬菜等。若要动用药物制剂,则一定要慎重,尤其不提倡大剂量服用,也不要指望用它来预防或治疗感冒。

流言 8. 番茄不可与螃蟹同食

网言:螃蟹与番茄同食有中毒之虞,因为番茄中的维生素 C

可将蟹中的五价砷转化为三价砷,形成与砒霜类似的毒素。

解析: 在食物搭配禁忌清单上,维生素C与蟹、虾被排在了首位,甚至谣传一位日本女孩因此而暴亡的消息。的确,在实验室里,维生素C有可能使五价砷转变为毒性很强的三价砷,但这在饮食上并不容易。按照每千克虾蟹含0.5毫克无机砷的极限值来计算,即使这些无机砷能被维生素C全部还原成砒霜,理论上只有一次食用超过120千克的虾蟹,才可能发生砷中毒。因此,按照人正常的食量,不存在砷中毒的危险。一句话,虾、蟹中的无机砷含量很低,就算是能被维生素C还原得到砒霜,那么微小的量,连中毒反应都不会出现,更别说是暴亡了。

建议: 纯属谣传,无科学依据。

流言9. 维生素能补充能量

网言: 维生素能给人体补充能量。

解析: 在人体5大类营养素中,只有蛋白质、脂肪与碳水化合物才可产生能量,医学上将其称之为产能营养素;而维生素、矿物质则无此功能,它们主要是作为辅酶,参与体内的生化反应,帮助人体维持正常的生理功能。当饮食中缺乏维生素或矿物质时,人体的各项生理功能(包括运动)便会下降;如果体内维生素或矿物质已经足够,那么摄入再多的维生素和矿物质也不会带来什么好处,更不会让您跑得更快或跳得更高,反倒可能招来害处。

建议: 只有在体内缺乏维生素或矿物质时,适量补充才有意义,而且效果也要在几个月后才能逐渐显现出来,不可能"一蹴而就"。

流言 10. 晒太阳补充维生素 D

网言：每天接受 15 分钟阳光照射，可提供足量的维生素 D。

解析：日光浴的确能为人体提供维生素 D，原理是日光中的紫外线能激发人体皮肤中的维生素 D 前身——7-脱氢胆固醇，使其转化成维生素 D，但所转化的量难以达到生理需求水平。丹麦研究人员的一项研究发现，大约有 53% 的个体虽经充分的阳光照射，维生素 D 仍无法达到理想水平。

建议：不能单靠日光浴来获取维生素 D，注重三餐食物中富含维生素 D 食物的安排，如黄绿色蔬果、动物肝肾等，这些仍然是必要的。

喝水流言

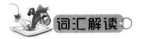

水为生命之源,也是人健康长寿的基础,引起人们的关注自然在情理之中。也正因为如此,一些似是而非的传言也就风生水起,充斥于网络,给人们造成疑虑与困惑。明智之举是对这些流言予以勘误,做个明明白白的喝水人。

流言1.喝碱性水能缓解"三高"

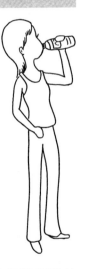

网言:每天喝碱性水能净化血液,缓解原发性高血压、高脂血症、高血糖。

勘误:水都有一定的酸碱性,如自来水偏碱性,纯净水偏酸性,这并不神秘,也与高科技无甚关联。水是人体必需的生理成分,占了体重的一半(儿童还要高些),每天喝水的确有利于防病保健,但若说可以治病则未免太离谱了。就说碱性物质吧,虽其可以中和酸性成分,对于胃酸分泌过多的疾病,如胃炎、胃溃疡等有一定疗效,但碱性水含有的碱性物质太少,一瓶水可能只有万分之

一甚至千万分之一的碱性物质含量,根本达不到治病所需要的剂量;此外,碱性水一进入胃内,那一点点碱性物质马上就被强大的胃酸中和掉了,如何去发挥治病作用呢? 不难明白,说碱性水治病纯属商家炒作,其真实意图不外乎是达到推销电解质水

机以获取高额利润。另外,国内水质较为复杂,如含有亚硝酸盐等,而电解质水机有增加亚硝酸盐含量之虞,所以您付出高价所得到的回报很可能是祸非福,恐怕这是您始料未及的吧。

建议:对此类传言不信、不传,捂紧您的钱袋子,别成为炒作的冤大头。

流言 2.负离子水能治疗癌症

网言:负离子水能吸收人体内的"废弃物",降低发生癌症的风险;能让水的酸碱度与人体的保持一致,促进血液循环;能辅助治疗糖尿病、高血压、脂肪肝等多种疾患。

勘误:负离子确是人类健康的好帮手,在消除疲劳、改善睡眠、预防感冒以及改善心脑血管疾病方面功不可没。但它并不神奇。负离子防治百病(包括癌症)之说纯属虚构,没有任何医学资料支持。负离子广泛存在于大自然中,如森林、湖泊以及大瀑布等附近,绿色植物越多的地方,空气中的负离子也就越多。至于市场上的负离子水,实际上就是电解质水,与前述的碱性水同属于"概念水"。即使是真正的负离子,也只能存在短短的一两秒钟,无论是气体或是液体状态都很难保存。只要您看清所谓"负离子饮水机"的价格(一台接近 2 万元),就应该明白炒作者们的真实意图了。

建议:亲近大自然,多与绿色植物接触,您就会得到丰富的免费的负离子,何乐而不为?

流言 3.山泉水能治病

网言:山泉水治百病,皮肤病、癌症等也不在话下。

勘误:山泉水含有某些矿物质,用来洗手、泡脚、浇花或许有益,说其能治病未免太离谱。更重要的是山泉水的安全性是个未知数,山泉水属于地表水,水源处于开放状态,会受到不同程度的污染,包括灰尘、鸟粪、杂质、病菌等,还有重金属超标之虞,水质条件难以达标,故不宜饮用。至于冰川水,因其产于海拔高地,污染相对较少,安全、洁净系数较高,但其价格不菲,普通人没必要购买。而喝煮沸的自来水就能满足身体所需。

建议:饮水与进食一样,应将安全放在第一位,不要轻易以身涉险。

流言4. 放在汽车里的瓶装水致癌

网言:很多人喜欢将矿泉水放在汽车后备厢里,夏天车内气温高,会使塑料瓶产生一种能诱发乳腺癌的化学物质。

勘误:此种传言显然是受了"塑料奶瓶含双酚A导致婴儿性早熟"新闻的影响,故对所有塑料制品的安全性都产生了怀疑。对此,美国疾病预防控制中心的专家强调:汽车里的高温不足以造成塑料分解,尤其人们所担心的双酚A只有在温度达到100℃时才会慢慢熔出,但夏天车内的温度是达不到100℃的,致癌的担心大可不必有。

建议:放在汽车里的瓶装水不会致癌,但高温可能使瓶装水中的微量细菌与其他微生物大量繁殖,故瓶装水在车内不宜存放过久。

流言5. 纯净水不健康

网言:纯净水不含人体所必需的矿物质,常喝可使体液变酸,患上软骨病。

勘误:判断一种水是否能饮用,主要看它是否符合国家的饮用水标准,而纯净水是经过过滤、加热、蒸馏等方式纯化的水,符合国家标准,安全、口感好,可以饮用。但其有缺点,那就是在细菌、杂质等有害物质被过滤的同时,自来水中的钾、钙、镁、铁、锌等人体所需的矿物元素也被去除了。不过,这种缺乏可通过食用其他富含矿物质的食物来弥补,仅凭这一点就说它不利于健康、可使体液变酸或使人患上软骨病,是没有科学依据的。

建议:喝水与进餐一样,品种也要多样化。喝水可以自来水为主,以纯净水、矿泉水为辅。尤其老年人、婴幼儿等不要长期将纯净水作为唯一的饮品。

流言6. 瓶装水会老化

网言:很多桶装或瓶装的纯净水,从出厂到饮用要存放相当长的一段时间,超过3天就会变成老化的水,还加有防腐剂。

勘误:桶装水或瓶装水不含有有机物,不会老化,只要包装符合国家质量标准就不会有问题。另外,桶装水或瓶装水也没有必要添加防腐剂,因为在盛水容器密封的情况下,外界的空气和微生物不可能进入容器内部,水里只含有氢和氧,且保持稳定状态,不会发生质变。只有在开封的情况下,空气和微生物才会与水接触,并有利于细菌微生物的生长。水开封以后,保质期只有15天左右。

建议:桶装水或瓶装水开封后应在15天内喝完。

流言7. 喝隔夜开水致癌

网言:白开水过夜可产生亚硝胺,使人头晕眼花、恶心呕吐,甚至患上癌症。

勘误:以前有隔夜茶致癌的说法,时下又升级到隔夜开水也可致癌的说法。隔夜茶致癌的说法原就缺乏科学依据,隔夜开水致癌更是有点耸人听闻了。饮用水长期存放确实会受到微生物的污染,但会不会产生亚硝胺等致癌物尚无科学依据。实际上,水中的亚硝酸盐含量很少,能否产生亚硝胺还取决于水中是否含有胺的成分,以及放置水的具体环境、时间长短等因素,而隔夜开水存放时间最长也不过 10 来个小时,仅凭这一点就推测断言隔夜开水致癌,显然太过草率,也太过严重了。

建议:白开水与食物一样以新鲜为佳,如有条件现烧现饮当然最好,条件不许可时喝点隔夜开水也无妨。

流言 8. 喝水会发胖

网言:水不可多喝,喝多了会发胖,尤其是胖的人,越喝水越胖。

勘误:喝水发胖只存在于两种情况:一是水中加了含热量的糖分,如含糖饮料;二是体内器官病变,如肝病、肾炎、心脏病等,导致水盐代谢紊乱而潴留于体内,其实这并不是发胖,而是水肿,解决的方法是治疗原发病与服用利尿药。健康人,包括肥胖人群,不会因喝水而使体重、腰围增加。相反,喝水有利于新陈代谢,增加尿量,排出体内的废物,从而做到只增健康而不增肉。

建议:喝白开水不会催胖,除非白开水里加入了食物。记住:常喝白开水是最简单也最有效的养生方法。

流言 9. 每天 8 杯水

网言:成年人每天要喝 8 杯水,一杯也不能少。

勘误:水是人体生存的必需物质之一,专家之所以给出一个每天的大致喝水量,目的是提醒人们要充分注意水的重要性,并不是不问青红皂白一律每天喝 8 杯水。举例:健康人在温度适宜、运动量不大的情况下,没必要强迫自己天天喝 8 杯水;而患了感冒或在夏季,可能喝 8 杯水也还不够。须知喝水并非越多越好,因为身体是一个平衡系统,肾脏每小时只能排出 800～1000 毫升水量,喝水不足固然不利于健康,但喝水过量(如 1 小时内喝水超过 1000 毫升)也有导致低钠血症之虞。因此,根据自身特点适量喝水才是科学的补水之道。

建议:记住每天要适当多喝水,具体喝几杯应根据自身特点来决定,以保持尿色清亮为度,不必恪守"8 杯水"的准则。

流言 10. 矿泉水比自来水健康

网言:清晨拧开水龙头,从水中能闻到一股味儿,看来是消毒残留物太多,应该多喝矿泉水。

勘误:自来水中的那一股味道,被称作嗅味,不会对人体健康造成威胁。另外,很多人会觉得矿泉水中的微量元素要比自来水丰富,因而认为喝矿泉水更健康。其实并非如此,矿泉水只是比普通的自来水多了一些矿物元素;一些以高质量取水口为源头的自来水,所含的微量元素同样丰富,并不比矿泉水少。瓶装矿泉水也是需要消毒的,也会有一定的残留物,故比自来水更健康的说法是没有道理的。

建议:矿泉水可以喝,但不可以喧宾夺主,应以自来水为主。由于矿泉水中矿物质含量不同,须根据自己的身体状况,做到缺啥补啥。如果盲目长时间大量饮用,可能引发相应疾病。如:过多摄入硒会导致呕吐、腹泻;过多摄入钙可诱发尿路结石。另外,购买矿泉水时要看清保质期,不要买临近保质期限的产品。

流言 11. 自来水有害物质难以消除

网言：自来水出厂时是达标的，但经过管道输送，容易发生二次污染，产生酚类等有害物质，加热也难以消除。

勘误：自来水的确存在二次污染的问题，但并非无法解决。专家的研究显示，自来水烧开到98℃以上时，氯代烃、酚类物质等多数有害物能充分挥发。

建议：掌握正确的烧水方法，将从自来水管接出的水放置一会儿再烧，烧开到98℃以上，在即将沸腾时打开壶盖，继续烧3分钟再熄火，可充分让有害物质迅速挥发掉。

Part 4 休息,养生

养 生

词汇解读

"养生"是一个中医学词汇。中医认为,"养生"(或摄生、保生)的"生"本意为生命,"养生"就是通过各种手段来调摄保养自身生命,使其生生不息、健康长寿。

如果要选出一个时下最走红的词汇来,尤其是在中老年群体中,那么肯定非"养生"莫属。广播、电视及报刊广泛普及养生类讲座,人们在闲谈中频频出现"养生"词汇,这些都是活生生的例证。各中缘由也很简单,因为养生与人们追求的健康、长寿具有非常密切的关联。

认识养生

"养生",在英语中还是个新词汇,至今才存在了约50年,其由一位美国医生创立,由"幸福"与"健康"两个单词结合而成。这位医生认为,养生是一种状态、过程与态度,而并非静止不变的,并且他把自我丰盈的满足状况确立为养生的最高境界。约

10年前，另一位美国医生提出了养生的三个基本点与七维空间。三个基本点是：养生是多维度的、多空间的；养生的研究是以保养、保健而非疾病病理为导向的；养生是相对的、主观的、感知的。七维空间则包括社会、身体、感情、智力、环境、精神和职业。欧美学者总的认为，养生的核心在于精神，是介乎本我与社会自我之外的超常存在，是人与宇宙奥秘的关系。

养生方法有招

在国内，"养生"概念却是历史悠久。早自"周易"开始，"养生"就有了相关论述，经过历代养生家上千年的开掘、淬炼与发展而日趋完善，成为中医学的一个重要组成部分。中医所说的养生，就是借助于种种调摄保养手段，增强自身体质，提高正气，增强人体对外界环境的适应能力和抗病能力，减少或避免疾病发生；或通过调摄保养，使自身体内阴阳达到平衡状态，使身心处于一个最佳状态，从而延缓衰老。

大体说来，养生方法可概括为以下7种形式。

1. 食物养生：指养生食品的选配、调制与制作，涉及医、药、食、茶及酒等领域，是"药食同源""药补不如食补"等中医经典养生理论的具体化形式。时下流行于白领圈的喝汤养生（如失眠、皮肤晦暗的人喝虫草老龟汤；工作繁忙、压力太大的人喝洋参甲鱼汤）、吃花养生（如菊花、金银花、蒲公英，清热解毒；月季花、槐花、雪莲花，凉血止血；桃花、茉莉花、合欢花，养血安神；藏红花、牡丹花、凌霄花，调经止带）等，可谓传统"食养"的光大之作，值得推荐。但一些"药丸族"的做法却令人不敢恭维，他们用维生素片代替果蔬，用蛋白粉代替主食，用保健品代替一日三餐。而这些东西充其量只能发挥营养补充剂的作用，长时间"唱主角"，势必招来营养失衡或营养不良甚至肥胖的恶果。对于这样的做法,不仅中医不允许,现代医学也持否定的态度。

2.行为养生:包括衣、食、住、行、玩等生活与工作的调养。近年来兴起于白领阶层的"职场养生"法堪称典型,包括以绿茶(抵抗电脑辐射)取代饮料,电脑旁放置仙人球(吸收辐射),坚持午休,下班后立即回家(防止过多加班),定期旅游,晚上坐在草地上数星星,睡在帐篷里听虫鸣等,其实就是与改善环境、劳逸结合有关,远离"过劳"与亚健康。不过,某些似是而非的新潮养生法,如洗肠、断食、排毒等,或缺乏科学依据,或可能给健康带来负面影响,不宜提倡。

3.运动养生:中医认为"动则生阳",所以提倡健身活动。时下白领们追捧的瑜伽、普拉提、钢管舞、动感单车、暴走、徒步远行及攀岩等时尚运动可归于此类,与现代医学的"生命在于运动"不谋而合。但中医还主张"动静结合",明确提出"动静互涵,以为万变之宗",一味地"盲动"或"过动"则有害于养生。

4.药膳养生:包括养生药剂的选配与调制,多选用纯天然食性植物药,并有食品"加盟",这就是广为人知的药膳。不过,药膳的调配需要与自身体质相协调,故请专业的中医师对症开具处方则大有必要。就说固元膏吧,前些年,某"健康教母"将固元膏吹嘘为女人的"绿色营养佳品",却忽略了组方中的阿胶、红枣、黑芝麻、核桃仁等太过滋腻,致使一些女性落下胃口变差、肚子发胀、大便黏稠稀溏、经血增多、体质下降及面色萎黄等"后遗症"。这就是一知半解惹来的麻烦。

5.精神养生:包括精神心理调养、情趣爱好调养和道德品质调养,简称神养,其重要性不逊于食养。《寿世保元》有诗云:"惜气存精更养神，少思寡欲勿劳心"，意即人要安静平和、胸怀开阔、从容淡定，不斤斤计较个人得失，保持至善至美、恬淡宁静的心态。老子的"大德必有大寿"说的也是这个道理。如张学良将军闯过百岁大关，养生原则就是"宽宏大量益长寿"。

6.气功养生：指医用健身气功，如"内养功"等。

7.器械养生：包括按摩、推拿、针灸、沐浴、熨烫、磁吸及器物刺激等方法，必须由有资质的专业中医师操作。

养生原则必知

在了解了中医的诸多养生形式后，还应该弄清中医养生的精髓，以免被"伪大师"忽悠。从《黄帝内经》《医学源流论》到《神农本草经》以及《寿世保元》等经典养生典籍，都强调以下几个原则。

(1)中庸之道。中庸原意是指不偏不倚、折中调和的处世态度，用于养生不外乎要求平衡适中，避免极端化、绝对化。就说食疗吧，绿豆汤、茄子、柿子椒及白萝卜等本是好东西，可一些"伪大师"将其无限夸大，并用来代替药物，这就成十足的谬误了。

(2)"天人合一"。人在养生过程中要符合自然规律，与时令、环境、社会统一协调。如：老子讲的"人法地，地法天，天法道，道法自然"，《黄帝内经》说的"上知天文，下知地理，中知人事，可以长久"。以季节为例，人必须顺应四季的规律，应时而动，别跟自然规律"对着干"，如"春捂秋冻""冬吃萝卜夏吃姜"等便是人类精辟的总结。

(3)力求简单。有人分析了近千名长寿老年人的养生秘诀，虽说各有奇招，却都有一个共同点：简单。奥妙在于唯有简单才能长期坚持,最终获得长寿回报。可见"大道至简"的人生哲学也适用于养生。难怪中医强调,抓住本质,化繁为简,才是智慧之根、养生之本。

(4)融于生活细节。一些人出门必坐车,上楼必乘电梯,却在下班后匆匆赶往健身房……若能以步代之,岂不是更好的运动养生么?将养生生活化,融于吃、喝、拉、撒、睡、行、动、坐、卧、走等细节中,才可持久,获得"积小善而成大善"的最大效果。

(5)与纠正恶习结合起来。还有一些人苦练瑜伽、吃药膳、练气功,但又照样熬夜酗酒、吃高脂高盐餐,养生效果几乎全被不良习惯抵消了。中医讲究"治未病",但"治未病"的要诀之一就是要改变不良的生活习惯,其被"药王"孙思邈称为"养性",此乃获得健康的又一大法宝。

(6)"审因施养"与"辨证施养"。中医强调养生不拘一法一式,应突出个体化。"您"需要重点锻炼形体,"他"需要着重调理饮食,"我"需要重点调摄精神,整齐划一或盲目跟风都是大忌。

现代社会竞争激烈,人们大多面临工作与生活的双重压力,中年人群多处于亚健康状态,老年群体更是发病风险尤高的高危人群。因此,爱养生、会养生,一起做养生专家,这样的理念便成为人们所热衷的养生之道。

旅行养生

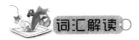

旅行养生是指通过旅游来达到陶冶性情、强身健体的目的，是养生的重要方式之一。

随着节假日的增多，越来越多的人开始走出高楼大厦，走向山野林间，甚至海外他国，他们被戏称为"驴友"。老年人已经退休，时间充裕，有更多的机会去当"驴友"看世界。

"驴友"队伍日益扩大，从表面上看是由于一成不变的教条式生活及"坐井观天"的狭小环境，容易使人与厌倦、疲劳、枯燥等感觉结缘，从而使人们急于逃离此种"围城"。更深层次的原因则在于，作为一种自然养生法，旅行被越来越多的人所了解与重视。

旅行的健康馈赠

我们一起来看看，"驴友"们可以享受到大自然的哪些健康馈赠吧。

馈赠 1. 长寿

告诉您一个好消息，旅行有助于人进入寿星行列。美国纽约的研究人员调查了 1 万多名男性后发现，每年都外出旅游度假的人，与足不出户的同龄人相比较，在未来 9 年中的死亡风险可降低 21％，死于冠心病的危险性可降低 32％。

简单的旅行活动何来如此神效呢？英国一家信息公司的调查结果道出了个中奥秘：一个人在参加了符合自己爱好的旅行

活动之后,体内的各项生理指标会处于最佳状态,包括血中的淋巴细胞、儿茶酚胺、血清素及氢化可的松等。这些都是反映人体免疫功能、血压变化、睡眠状况以及精神压力的指标,表明旅行能有效地调整体内的生化反应与代谢功能,进而延年益寿。

馈赠 2. 休息

人累了,要休息,目的是尽快恢复消耗掉的体力与精力。休息有多种方式,最有愉快感的非旅行莫属。一位哲人说得好:登山则情满于山,观海则情溢于海。旅行途中,高山、流水、瀑布、松涛、花香、鸟语……都会带给人美的享受,使人情趣倍增,乐以忘忧,产生快乐与幸福感。美国一位叫作伯恩的心理学家研究显示,旅行所产生的快乐感胜过至超市购物所产生的,且维持时间也更长久。而快乐感是心理健康的重要标志,心理健康又可促进体格健康。两者互惠互利、相得益彰,人自然健康长寿。

馈赠 3. 运动

旅行要"行",如游逛、登高、垂钓、采摘、游泳、漂流、滑雪及野营等,而"行"就能产生健康效益。老祖宗的名言"流水不腐,户枢不蠹"说的就是这个道理,与"生命在于运动"的现代健康观不谋而合。而且,旅行过程中的运动,比单纯的走、跑、跳等运动更趋于自然,没有丝毫的勉强,故而健身效应更佳。一份研究资料显示,旅行中不固定的运动方式所产生的非锻炼性热量消耗,能大大减少脂肪在体内积蓄的机会,可将多余的热量消耗掉35%,对肥男胖女尤为有益。

馈赠 4. 益智

养生贵在养心,而积极向上、积累学识、陶冶情操等就是养生的一个重要内容。古人云:"行万里路,读万卷书。"旅行堪称一本"活书"，当人在观赏祖国的大好河山时，也获得了许多有关的人文历史、地方掌故与民族风情知识，逐渐形成一种文化积淀，伴人终生。因此，无论是春天的踏青、夏天的避暑、秋天的放飞，还是冬天的休闲，都是这本"活书"中不可缺少的章节，让人享用不尽，成为智者。

馈赠 5. 治病

法国一位叫作莫罗阿的作家这样来描述旅行对人心理的积极影响：最广阔、最仁慈的避难所是大自然、森林和崇山。与我们个人的狭隘渺小相比，大海的苍茫伟大能把我们的心灵创伤抚慰平复。其实，旅行不仅可治愈心灵伤痛，而且也是多种躯体疾病的"防治灵丹"，如：湖海之滨、森林公园等处空气新鲜，负氧离子丰富，堪称"天然氧吧"，有利于哮喘、慢性阻塞性肺病以及心脑血管疾病患者的康复；温泉疗法对某些皮肤病有着直接且显著的疗效，甚至超过药物治疗的效果；吐鲁番盆地的"沙疗"、死海的"泥疗"则可在各种类型的风湿性关节炎、慢性腰腿痛、坐骨神经痛及脉管炎等疾病的防治方面大显神通。因此，将旅行视为人体身心健康的"防病卫士"，绝非夸张之词。

馈赠 6. 交友

旅行，尤其是组团旅行，可让人接触或结交更多的朋友。美国研究人员发现，朋友带给人的益处至少有四项：一是少患感冒等疾病；二是睡眠更香甜；三是大脑更敏捷，社交活跃者认知能力下降的风险降低；四是延寿，社交广泛者的长寿概率比孤僻者高出 50%，孤独对健康的损伤与吸烟的损伤差不多。现在明白了吧，通过旅行多结识几个朋友，无异于向"健康银行"又存入了一笔"善款"哦。

潇洒走一回

说了这么多旅行的妙处,是不是该改一改"足不出户"的陋习,推开家门"潇洒走一回"了呢?

旅行种类有很多,按人数可分为组团游、自驾游、自助游、互助游、自行车游及背包游等;按活动内容与方式则分为动态游、静态游、泄怒游、思考游、悲情游及探险游等,各有其适宜的对象。

1. 动态游:包括登山涉水、观景览胜、漂洋过海,如观光游、度假游及娱乐游等。此类旅行含有阳刚之美,适合于青壮年和体力较好者。

2. 静态游:包括欣赏园林风光、小桥流水,泛舟湖泊,品茗赏月等,如生态游、保健游等。此类旅行具有阴柔之美,最适合于中老年人和体质较弱者。

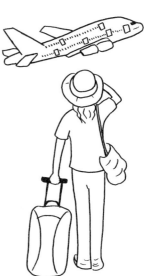

3. 泄怒游:包括游览杭州的岳武坟,北京的卢沟桥、圆明园旧址等,可激起人的情绪变化,或悲伤或愤怒,一吐心中积郁,适合于思虑过度、情绪郁结等心理障碍者。

4. 思考游:包括观游赤壁遗址,游览洞庭君山,或故地重游,追思往昔,发思古之幽情。此类旅行具有镇惊作用,适用于患有恐慌症、焦虑症者。

5. 悲情游:如游汨罗江,使人因凭吊屈原而生悲伤之情。此类旅行具有制怒平肝的作用,适合于情绪易于激动者。

6.探险游:如游览丰都鬼城、湖北神农架、黄山奇峰险景等。此类旅行具有镇心降火作用,能调节过度兴奋的情绪,适合于心火过旺者。

7.候鸟游:根据气候变化选择适宜的地区旅行,如夏游庐山、北戴河,冬游海南等,适合于对气温变化敏感者或老年人。

8.养生游:近年来,养生游大行其道。养生游以养生为目的来选择景点、安排内容和活动,特别适合中老年人。常见以下几种类型。

(1)中医药保健养生旅游:项目有针灸、按摩、刮痧及拔罐等传统中医疗法,还包括在中药材种植基地、中医院、治病中心及中医药博物馆等参观、游览、体验等。

(2)饮食养生旅游:游客根据自身的体质偏性在饮食偏所在地,选择、获取适合自己的特色饮食或者药膳,以达到食疗养生的目的。

(3)导引和武术:如气功、导引术、太极拳及少林拳等。

(4)环境养生旅游:如海滨游、泡温泉、沙疗或泥疗等,可收到一定的防疾疗病功效。

弄清了各种类型旅行的特点,结合爱好与体质特点,以及保健的需要,选择最适合的旅行方式,"潇洒走一回"吧。

安全第一

择时、择地、安全是旅行的三大要点。老年人更要记住它并信守之,绝对不可随意涉险。近年来,不时有盲目探险而受伤,甚至丧命的新闻见诸电视等媒体,这些前车之鉴要牢记于心。为了确保旅行计划的顺利实施,务必做好以下几件事。

1.备足所需物品。具体物品因人、因时、因地而异,如:去海滨须带游泳用具,去山区要带防虫、防寒的长袖衣裤。另外,换洗衣物、洗漱用具、地图、记事本、证件、照相机及太阳镜等也不可漏掉。

2.备好旅行小药箱,以备不时之需。常用药物有两类。

(1)常用药:如小檗碱(抗腹泻)、速效伤风胶囊、感冒清、阿司匹林(抗感冒)、乳酶生、酵母片(助消化)、创可贴、风油精、红花油(外用)、眼药水及滴鼻液等。

(2)必用药:高血压、糖尿病等患者应遵医嘱按时服药,或将病情告诉同行者,以便在发生意外时可得到及时有效的帮助,如降压药、降糖药、胰岛素、降脂药、硝酸甘油片、复方丹参滴丸及速效救心丸等。

3.防晒。日光中的紫外线可晒伤皮肤,在医学上谓之"日光性皮炎",还可引发雀斑,抑制人体免疫系统,使潜伏的病毒感染复发。对策:合理安排旅游时间,尽可能避免在紫外线最强的中午时段外出;尽量穿色浅、质薄的衣服,以宽松、吸汗性强的长袖衣服为好;戴上草帽或其他防护帽,戴上太阳镜来保护眼睛;正确使用防晒霜等。

4.预防旅游病。旅游是好事,但也可能因时间、地点出错,或防护工作未到位,使人遭受意外伤害或患上疾病。请看如下黑名单。

(1)莱姆病:是一种人畜共患病,多分布于长白山、祁连山、六盘山、太行山及武夷山等山林地区。人体得病后,早期以体表出现游走性红斑为特征,同时有发热、多汗、疲乏、头痛、颈项强直及骨关节疼痛等症状,晚期出现关节、心脏和神经系统受损表现。对策:穿长衣、长裤,给暴露在外的皮肤涂上驱虫油,不在野外露宿等。

（2）外伤：如蛇虫咬伤、摔伤骨折及外伤出血等。对策：做好防范的思想与物质准备，如穿长衣、长裤，用枝条或手杖"打草惊蛇"，不慎受伤后及时处理等。

（3）旅游者腹泻：常由贾第虫、痢疾杆菌及沙门氏菌等感染引起，大便呈稀水状，伴有腹痛、发热、恶心呕吐及食欲减低等症状，大多祸起饮食、饮水不洁。对策：注意起居和饮食、饮水卫生；随身备带复方磺胺甲噁唑、诺氟沙星等药物。

（4）高山反应：表现为头痛、胸闷、呼吸短促及脉搏增快等，这常是缺氧的结果。对策：旅游前到医院做一次身体检查，凡有冠心病、心绞痛、高血压、慢性肺部疾病及急性中耳炎等疾病的患者以及孕妇，不要去高山林区旅游。

（5）花粉过敏：多见于春秋季节，由树木、花草的花粉引起，呼吸道及眼部常为重灾区，出现鼻塞、流涕、打喷嚏，鼻腔、眼角以及全身发痒，皮肤上生出一团团的风疹块等症状。严重者出现胸闷、憋气，如不及时治疗，有可能并发肺气肿甚至肺心病。对策：过敏体质者应避开春秋季节旅行；外出不要随便触摸花卉；备上阿司咪唑（息斯敏）等抗过敏药物。

（6）性病：如淋病、尖锐湿疣、滴虫病等，除性传播外，还可通过床单、床罩、公共浴巾及沙发等媒介物传染。对策：选择卫生设施健全的酒店或宾馆住宿，尽量不用公共浴巾等。

（7）腿肿：在老年人身上最易发生，由于乘车、船时站立或行走的时间过长所致，医学上称之为"旅游性水肿"。对策：妥善安排旅游时间和路线，不要搞得太紧张、太疲劳；乘车、船要注意变换体位，站立、行走一段时间后要坐或躺片刻，最好把两腿抬起来;每天游玩回来后洗个热水澡,加速血液循环。

5.预防晕车、晕船。对策:乘车、船或飞机时,既不能空腹,也不要吃得过饱,以清淡易消化的食品为主;有晕动病史者在车、船开动前半小时服 1 片茶苯海明(乘晕宁);上车、船后,宜挑前边靠窗通风的座位;尽量减少刺激,最好是闭目养神,不看窗外移动的景物。

6.缓解旅游疲劳。适当多摄取一些偏碱性的食物,如海带、紫菜、各种新鲜蔬菜与水果、豆制品、乳类和含有丰富蛋白质与维生素的动物肝脏等,可及时清除机体内的乳酸,防止其沉积于肌肉中而使人产生疲劳。另外,热茶、咖啡、巧克力也有类似作用。维生素 B 和维生素 C 亦有助于把人体内积存的代谢产物尽快处理掉,故食用富含这两种维生素的食物也能减轻或消除疲劳感。

特长养生

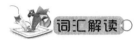

发挥人的特长，通过特长收到养生的效果，谓之"特长养生"，又称"自然养生"。

著名电视主持人倪萍退休后苦练绘画，并办了个人画展。其实，类似于倪萍所为者大有人在。发展一项特长，培养一个爱好，就是一种自然养生，对于健康与长寿大有助益。

特长养生方式很多，特长与爱好也因人而异。下面是几种最常见也最易操作的养生方式，看看哪种方式最适合您。

花草养生

在阳台上摆几个盆或钵，放入适量泥土，配上一把小锄头、一只小喷壶，就可创办一个"微型自然疗养院"或"原生态无公害菜圃"了。

俄罗斯专家预言，未来医生开给患者的不再是药物，而是"到森林里去与树木花草打几个小时交道"，原因在于花草的颜色、气息有类似药物的作用。以颜色为例，绿色可使发烧患者体温下降1～2℃，心跳每分钟减少2～3次，收缩压下降10～20毫米汞柱。气息则含有杀菌物质，如玫瑰花香中含有芳香醇，茉莉、栀子花香中含有苹果酸、方樟酸等，故对感冒、流感、扁桃腺炎等呼吸道炎症有一定防治的功效。

鲜花还是餐桌上的一道美味。从屈原的"朝饮木兰之坠露兮，夕餐秋菊之落英"的诗句，到20世纪90年代英国《食用鲜花》一书的畅销就是证明。医学专家检测表明，花朵中含有近百种营养物质，其中的氨基酸、微量元素与维生素比鸡蛋、牛肉、乳酪高出7～8倍，维生素C的蕴藏量胜过新鲜蔬菜。诸如鲜花鲫鱼汤、杏花烩三鲜、茉莉花余鸡片、红花海鲜汤、桂花炖鸭、荷花炒牛肉片及月季花炸虾仁、野菊炒肉片、槐花沙拉等鲜花食谱，足以让人眼福与口福兼得。当然不是所有花草都能入馔，像夹竹桃、曼陀罗、一品红、虞美人及蝴蝶花等含有有毒生物碱，不可食用。

另外，种花过程中的翻土浇水，修枝剪叶，无异于一种"劳其筋骨"的锻炼，同样具有健身效果，并能获得精神上的满足。所谓"采菊东篱下，悠然见南山"就是这种愉悦心境的形象写照，不仅有助于健康，并且特别适宜于脑力劳动者养生。

音乐养生

说了可看与可吃的养生，再来说可听的——音乐养生。中医学认为，音乐是天然的神圣产物，是人类所需的另一种"营养元素"，与人体五脏息息相关，可发挥防病、治病的功效。这一点已得到现代医学证实：经常听音乐的人，其内分泌系统、消化系统可从内到外得到调整，皮肤衰老速度延缓，寿命延长。

音乐何来如此"神功"？一是音乐可产生和谐音频，使人体各种因疾病破坏而异常的振频活动，包括脑电波运动、心脏冲动、肺脏的收缩与扩张、肠胃的蠕动和自律神经的活动等，重新协调而恢复平衡；二是音乐的声波拥有特殊能量，传入人体后可使细胞发生和谐的同步共振，对细胞起到一种微妙的按摩作用，从而增进细胞的新陈代谢，促进内分泌系统释放出多种生理活性物质,以达到增强机体免疫力的目的;三是人在欣赏音乐时可进入一种特殊的"气功状态",达到较高的入静境界,产生阳气,打通经络。如此三管齐下,可共"奏"治疗疾病、保健身心之"乐"。

中医学的最高原则是"辨证施治",音乐养生也不例外。首先要请中医大夫进行病情诊断,选择适当的乐曲组成音乐疗法处方。举例:《茉莉花》《瑶族舞曲》《赛龙夺锦》等适于清热,《迎仙客》《平湖秋月》《渔舟唱晚》适于滋补,《万年欢》《娱乐升平》等适于理气,《高山青》《织出彩虹万里长》等适于润燥等。最好不要随意乱听乐曲,如:空腹时忌听进行曲(其可加剧饥饿感),进餐时忌听打击乐(打击乐音量很大,可导致人的心跳加快、情绪不安),生气时忌听摇滚乐(其富有刺激性,会助长怒气)等。疗程与剂量也有讲究,一般1个月为一个疗程,每天2~3次,每次1小时左右。

书画养生

书法、绘画与静坐、太极拳相似,都通过入静来调身、调息、调心,收到保健身心的养生功效,受到不少退休者,尤其是文化人的偏爱。

首先,人在练习书法或绘画时,要凝神静气、精神集中、情绪稳定,于是一切不良心态,如狂喜、暴怒、悲愤、惊恐等便得以化解。其次,各种字体与画境给人以不同的美感,如隶书、油画等圆浑、秀美、鲜明;行书、国画等洒脱、飘逸、奔放……这些都表现出节奏化的自然美,种种美的信息通过视觉进入大脑,刺激脑组织分泌良性物质,对提高人体的抗病能力有很好的帮助。另外,执笔或挥毫时的指实、掌虚、腕平等姿势;泼墨中的悬腕、悬肘,不断前瞻后顾、左撇右捺、上折下弯的运动,不但调节了手臂的肌肉和神经,而且使指、臂、肩、背、腰、腿部也得到运动,而这种运动是舒缓的、适度的。如此形意兼练,人体环境与大自然协调,身心健康便是必然的结果了,这也是自古以来书法家、画家多长寿的奥秘所在。

书画养生要把握好以下几点。

(1)要对书画有兴趣。因为有兴趣才有恒心,有恒心才有效果,"三天打鱼两天晒网"或者"半途而废"者难有收获。所以,对书画无兴趣或时冷时热的人还是选择其他养生方式为上策。

(2)劳逸结合,养练适度。一般每天 1 次,每次 1 小时左右即可,忌打疲劳战。

(3)要练也要赏。欣赏自己的书法、绘画作品,可产生显著的愉悦感、自信感,养生保健效果更佳。

垂钓养生

从表面上来看,垂钓属于静态的文体活动,实际上,其强健身心的作用丝毫不逊于跑、跳、走等体育项目。一是健体。如准备钓具、钓饵、野餐食物,身背行囊向目的地行进,垂钓过程中抛竿投食,或蹲,或站,或坐,经常改变姿势,都有"劳其筋骨"的锻炼作用,而且是在钓鱼的兴趣诱导下,使机体在不知不觉的情况下自然而然地活动,这是其他下意识体育运动所不能相比的。二是怡心。安静的环境及专注于浮漂的沉浮,心中杂念得以排除,收到静心怡神的效果,获得心理上的愉悦与满足。三是水边空气清新,富含负离子,有利于身心健康。鉴于上述种种的积极效应,故垂钓能对肩周炎、颈椎病、支气管炎、肺气肿、胃溃疡、慢性胃炎、消化不良、神经官能症、习惯性便秘、慢性肝炎、高血压及冠状动脉供血不足等多种疾患,发挥一定的治疗和辅助治疗作用。

注意事项如下。

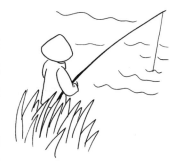

(1)择时择地:一是自身健康状态良好;二是天气较佳。垂钓环境要优美、静谧、安全。有污染或血吸虫流行的水域则为垂钓禁地。

(2)做好准备:如水、食物、药物等,尤其是高血压、糖尿病等患者要确保按时服药。

(3)做好防范:冬季要保暖防寒,夏季要清凉防暑,并要注意防止毒虫、毒蛇及毒蚊等的伤害。防范措施如下:随气温增减衣服,备好遮阳伞和遮阳帽,穿长衣、长裤与鞋袜等。

(4)做好保健:如垂钓时间不要过长,经常变换姿势等。尤其要做好眼部保健,不可长时间盯着水面。因为水面可将阳光中的紫外线和红外线反射至眼内,有损伤视网膜、角膜之虞。对策:经常闭目休息或向绿荫处眺望片刻,一旦出现异物感、刺痛、畏光、结膜水肿充血或眼睑疼挛等症状,就要立即停止垂钓,及时就医。

(5)全身运动:垂钓结束后要做一下全身运动,如体操、快步走或慢跑等,确保血液循环畅通。

棋牌养生

棋牌是棋类和牌类娱乐项目的总称,包括象棋、围棋、跳棋、军棋、桥牌、麻将牌及扑克牌等。它是一种游戏,也是一种竞技,即老祖宗所倡导的琴、棋、书、画中的棋,是一种古老的养生方法,有振奋精神、开发智力、联络感情、驱除孤独等功效,益智健脑作用显著,对预防抑郁、痴呆等身心疾患大有裨益,特别适合老年人养生。

与其他养生方法一样,棋牌养生要把握好几个要点。

(1)适度。忌过度沉迷,否则容易与颈椎病、消化不良、便秘等挂上钩。尤其是老年人,即便身体较好,有兴致时,也只能下个一两盘,每次不宜超过1小时,消遣消遣足矣。

(2)别太看重输赢。不要争执不让,甚至唇枪舌剑、大动干戈,这样会使交感神经兴奋性增高、心动过速、血压骤升、心肌缺血,原有高血压或隐性冠心病的老年人有可能因之而突发意外,导致不幸事件发生。

(3)选好场地。场地诸如街边、路旁、公共场所等皆不宜,因为这些地方人群拥挤,尘土飞扬,机动车来来往往,噪声大,污染重,有害于健康。应以公园、河边等风景怡人、空气新鲜之处为妙。

主动休息

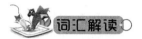

主动休息是指工作或学习一段时间以后,虽然尚未出现劳累感,也要按时休息。

累了才休息是不少人的生活方式。效果如何?"亡羊补牢"虽说为时不晚,但毕竟已给身体带来某种伤害。如能抢在"亡羊"之前就把"牢"修好,岂不更好?这就是当前新型的保健观念:变被动为主动——主动休息。

> 主人:
> 该休息了

认识主动休息

主动休息是一种积极的休息方式,比起累了才休息的被动休息方式更有利于健康。道理很简单,当人已有劳累感时,体内的代谢废物——乳酸、二氧化碳等已积蓄较多,小憩一会儿不能完全清除这些废物,以至日积月累而成为致病的祸根。相反,人未感到劳累就休息,体内积存的废物尚少,稍事休息即可恢复精力与体力。科学研究证实,主动休息能发挥和调谐全身器官的功能,提高人体免疫能力,从而消除种种隐患,特别有助于预防疲劳症,做到工作与健康两不误,对于中老年人尤为有益。

主动休息有招

那么,主动休息又该如何操作呢?您不妨结合自身工作岗位的特点,采取多种灵活有效的方法。具体有以下几种。

1.变化性休息。若坐着工作一段时间以后,则可变换一下体位,如站立工作,即可有效地消除疲劳感;若长时间做某项研究,则可改成整理资料也能解除疲劳;若长时间查阅文献,则转而看看绿色的草坪,可使眼睛得到主动休息。

2.对抗性休息。久动者,变动为静即为休息;久静者,变静为动亦为休息;看书用脑过度者,闭目养神也可缓解疲劳。

3.娱乐性休息。人工作一段时间以后,主动放弃工作,听听音乐、看看电视、弹弹钢琴,或轻移舞步,或吟诗作画,或下棋玩球,或做操散步,或观赏宠物,或修整花草等,都是既愉快而又有效的休息方式。

4.医疗性休息。如人在开展一段时间的体力活动后,可捶捶背、按摩按摩腰腿部;长时间用脑者,可按摩头面部,特别是天柱穴与太阳穴;长距离步行者,可用热水泡泡脚等。这些方法虽然简单,却可有效地解除疲乏感。

5.保护性休息。任何活动或劳动,由于肌肉处于紧张状态,致使局部肌肉和血液中积累过多的乳酸与二氧化碳,引起肌肉酸软无力,最终都可发展到生理性疲劳阶段。为防止这一点,不妨在疲劳感出现之前,巧妙地安排短暂休息。如工作1小时左右,人就暂时离岗,放松或活动几分钟,给身体各个器官以恰到好处的保护性休息,以便有充沛的精力继续下一个阶段的工作。

睡　商

　　睡商,全称为睡眠商数,最早由美国学者提出,指一个人对睡眠知识的了解程度,自我心理认识的过程,以及与他人、环境、社会的关系和适应程度。睡商高者往往身体健康,精神焕发,皮肤光亮,思维敏捷;睡商低者则轻视睡眠,任意熬夜,睡懒觉,担心失眠等。

　　睡商如何? 不妨来做个小测试吧。下面是美国国家睡眠基金会拟定的测试题,共10道题,每题有4个选项:A,经常;B,有时;C,很少;D,从未。每选一个 A、B、C、D,分别记5分、2分、1分和 0分。

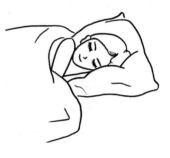

　　1.睡眠时间很不规律,不能按时上床睡觉。

　　2.工作或娱乐至深夜。

　　3.躺在床上,脑子里浮现的全是白天见过的人和发生的事,难以入睡。

　　4.入睡后稍有动静就能察觉。

　　5.整夜做梦,醒来时觉得很累。

　　6.很早就醒来,而且再也睡不着了。

　　7.稍有不顺心的事就彻夜难眠。

8.换个环境就难以入睡。

9.一上夜班就睡眠不好。

10.使用安眠药才能安然入睡。

测试结果：

20分以上：说明存在严重的睡眠障碍,睡商很低。

5～20分：说明睡眠质量较差,睡商较低。

5分以下：说明睡眠质量良好,睡商较高。

睡商低会让健康摊上大事

睡商低下有何危害呢？英国一位叫作科林·史密斯的教授发现：每晚睡眠时间少于6小时,会导致人体内多达711种基因的功能无法正常运行,而这些基因在人体持续进行自我修复和补充的过程中发挥着关键作用,涉及新陈代谢、炎症、免疫力、抗压以及生物钟等多个领域。换言之,睡眠不足可伤害700多种基因。虽然一周正常的睡眠就足以让受伤基因恢复正常,但会引发严重的健康隐患,使死亡风险大增。无独有偶,美国抗癌协会的调查亦表明,平均每晚睡7～8小时的人寿命最长；平均每晚睡4小时以下的人,有80％是短寿者。具体说来,睡眠不足会让健康摊上大事,请看科学家们公布的严峻数字。

1.患心脏病与脑卒中概率增加2～3倍。睡眠不足,一方面使人处于紧张状态,造成神经、内分泌应激调控系统被激活,进而发生调节紊乱；另一方面,造成血氧水平下降,导致血压骤升,诱发动脉硬化。这两个方面"双管齐下",会增加心脏病、脑卒中的发作风险,甚至诱发心力衰竭。史密斯教授用了20多年的时间观察了1万多名英国公务员的睡眠情况,结果显示,那些睡眠从7小时减少至5小时甚至更少的人,出现动脉硬化的比例高达

27%（每晚睡眠时长超过7小时的人，仅有6%出现了动脉硬化）；罹患心脏病、脑卒中的风险比正常人高2～3倍；另外，经常午睡的职业男性比没有午睡者发生心脏病、脑卒中的概率要低64%。

2.患癌风险升高47%～62%。研究资料显示，睡眠不足可增加患癌风险。日本东北大学分析了近2.4万名40～79岁妇女的数据后发现，晚上睡眠时间少于6小时者患乳腺癌的风险升高62%，而睡眠时间超过9小时者患乳腺癌的风险降低28%。美国凯斯西储大学披露，夜间睡眠时间少于6小时者相比于睡眠时间超过7小时者，患直结肠息肉的风险高出47%。而直结肠息肉如不及时治疗极易突变为结肠癌，被列为癌前病变。英国国家癌症研究所的癌症预防专家麦克莱恩则观察到，在同样参与体育锻炼的调查对象中，如果一个人平均每晚睡眠时间不足7小时，那么他患上癌症的概率会比每晚保证充足睡眠的人高47%。其解释是：睡眠不足会对体育锻炼起副作用，导致人体的关键荷尔蒙和新陈代谢参量发生异常变化，从而给了癌症入侵的可乘之机。

3.睡眠不足者，一周长肉近1千克。科罗拉多大学研究人员的试验显示，睡眠不足一周，体重可平均增加0.9千克，等到睡眠时间充足后体重又随之减轻。美国一家健康公司提供了有力的证据：夜间只要少睡80分钟，体内吸收的热量就会平均增加2297.8焦，相当于多吃了一个汉堡和一袋薯条。原因在于，若睡眠不足，大脑就会减少瘦素的分泌，并提升胃内饥饿激素的水平，从而刺激人的食欲以及对高脂肪、高碳水化合物的渴望。

4.患糖尿病风险升高3倍。布法罗大学研究人员用6年的时间观察到,平均每晚睡眠时间不足 6 小时者,发生空腹血糖受损的概率比每天睡 6 小时以上者高出 4.56 倍。另一项研究显示,夜间睡眠不安稳或者睡眠时间不足 5 小时者,糖尿病发病率升高近 3 倍。

5. 泌尿问题发生的概率增加 80%～90%。新英格兰研究院的学者回顾了 4000 多名中年男女的数据后发现,5 年内睡眠不好或睡眠不足(每晚睡眠时间少于 5 个小时)者发生遗尿症或尿失禁的风险增加 80%～90%。究其原因在于,睡眠不足会引起炎症,进而导致泌尿问题。

6. 免疫力下降 28%～50%。早在 20 年前,世界睡眠协会联合会发表的一项研究结果显示,每晚有 3 小时或 3 小时以上的睡眠缺失,可导致人体免疫系统功能下降 50%。新近美国科学家的睡眠与免疫细胞活力关系实验再次证实,清晨 3－7 点不睡觉的男子,体内的免疫细胞活力下降 28%,一旦获得充足的睡眠之后,体内的免疫细胞活力可以得到恢复。而机体免疫力下降正是炎症、癌症等多种痼疾高发的原因之一。

提升睡商,拥有好睡眠

现在明白了吧,要想健康长寿,提升睡商,力争拥有好睡眠,刻不容缓。那么,又该如何界定人的睡眠是好还是坏呢?请看医学专家们提出的标准。

1. 好睡眠的标准

(1)上床后 10～20 分钟即能入睡。若入睡时间长期大于 30 分钟,则为失眠。

(2)睡眠中不醒,或偶尔醒来(如小便)又能很快在 5 分钟内入睡,直至第二天早晨醒来。

（3）夜间睡眠无惊梦，做梦醒后很快忘记。

（4）早晨睡醒后精力充沛，心旷神怡，轻松愉快，无疲劳感，工作效率高。

（5）睡眠中没有或很少有噩梦、异常行为等。

2. 坏睡眠的表现

（1）看电视、听音乐时会睡着。

（2）强迫自己按"点"睡觉、起床，但这个"点"总在改变。

（3）自然醒后，强迫延长睡眠时间。

（4）晚上不睡，靠白天或双休日补睡。

（5）工作压力大，晚上需加班，但在高强度的工作结束后会马上睡觉。

每晚要睡足

最新调查显示，每晚睡眠时间在6.5~7.5小时的人最长寿，超过8小时或者低于6.5小时的人，其健康与寿命都会受到影响。那么，具体到底该睡多久呢？因为不同年龄段的最佳睡眠时间不同，所以按照自己的年龄段来把握睡眠时间较为合理。

1. 老年人每晚睡5~7小时。美国一个研究阿尔茨海默病（俗称"老年痴呆症"）的医疗机构的数据显示，每晚睡眠在7小时以内（5小时以上）的老年人，大脑衰老可推迟2年；而长期睡眠超过7小时或睡眠不足5小时都会导致注意力变差，甚至出现阿尔茨海默病，增加早亡风险。

2. 中年人每晚睡7小时。芬兰一项针对2.1万名成年人进行的22年跟踪观察发现，每晚睡眠不足7小时的男性相比于每晚睡7~8小时的男性，死亡的概率高出26%，女性高出21%；相比于每晚睡7~8小时的男性，每晚睡眠超过8小时的男性，死亡的概率高出 24％，女性高出 17％。

3.青少年每天的睡眠时间不少于 8 小时。国务院发布的《关于加强青少年体质的意见》指出，小学生每天睡眠时间需达 10 小时，初中学生 9 小时，高中学生 8 小时。

多做好梦有招

睡觉往往要做梦，梦也有好坏之分，好梦对睡眠有保护作用，对健康有益；坏梦甚至噩梦则可降低睡眠质量，有害健康。如何多做好梦呢？美国一位叫作巴雷特的精神病学博士提出，人在睡眠中，大脑并不完全与外部世界脱离，外部环境的刺激源融入梦境的可能性会大大超出人们的想象，进而影响梦境，包括气味、声音、食物、睡姿及睡眠前的活动等。

1.睡眠中闻到花香会做美梦；而闻到硫化物的气味（如某些食物腐败的味道、煤气味等），则会做噩梦。

2.闹钟的嘀嗒声可能让人梦到自己身陷火海；而轻柔的海浪声则可能会让人梦见海滩度假等美妙场景，醒来后身体极为放松。

3.辛辣食物容易导致消化不良，使人做噩梦。故睡前两小时尽量不要吃东西，尤其不要吃辛辣食品。但睡前饿肚子也容易使人做噩梦，因空腹上床睡觉容易导致血糖过低，致使汉堡包或热气腾腾的肉饼等食物进入梦境，并且更容易惊醒。因此，睡前如果感到饿了，不妨喝一杯脱脂牛奶，除了防止低血糖外，其中的色氨酸还有助于改善睡眠。

4.趴睡容易做噩梦。梦境多为遭受迫害的内容，如被捆绑、被锁住、无法移动等。趴睡还可能提升做性梦的概率。症结在于趴睡使人无法获得充足的氧气，影响大脑正常供氧，导致大脑开始无意识地思考或想象,因而易做噩梦或性梦。

5.睡前看恐怖片容易做噩梦,最好多回忆快乐的假期或美好的童年时光,有助于降低做噩梦的概率。

归纳起来,改造睡眠环境(如放置一两盆有益健康的鲜花)、吃好晚餐(如避开辛辣食物,喝脱脂奶)、睡前听点轻音乐、合理调整睡姿(以侧卧为主)等会有助于夜夜美梦,帮助您睡一个好觉。

多管齐下睡好觉

睡好觉是一个系统工程,需要多管齐下。

1.多用蓝色寝具。英国调查了2000户家庭发现,卧室使用蓝色寝具的人睡眠质量最高,平均睡眠时长为7小时52分钟。蓝色能平复情绪,令人精神镇定,同时能降低血压和心率,有助快速入眠。其次是黄色,平均睡眠时长为7小时40分钟。黄色作为暖色调,能给人带来温暖的感觉,令人身心放松,从而起到助眠的作用。其他依次为:绿色,7小时36分钟(绿色能营造宁静的休息气氛);银色,7小时33分钟(银色会让大脑产生看见月光的错觉,从而有助入眠);橙色,7小时28分钟(橙色能促进消化,降低夜间醒来的概率)。此外,使用蓝色寝具者中有一半以上的人每天起床后心情都很好,使用绿色寝具者中仅有22%的人早起后心情开朗。

2.调整食谱。美国研究人员发现,人每天所摄取的食物可影响睡眠时间的长短:爱摄取高热量食物者的睡眠时间较短,每晚约为5~6小时;摄取热量适中者的睡眠时间最标准,每晚约为7~8小时;吃素食太多导致热量摄取严重不足者的,睡眠很不平衡,要么极短(每晚睡不到5个小时),要么较长(每晚睡9个小时以上)。同时,每天摄取的食物种类也对睡眠时间有影响,摄入食物种类最多者的睡眠时间最标准;喝水少、摄取碳水化合物少、摄取红色和橙色食物少者的睡眠时间较短;喝茶、吃巧克力与摄取复合维生素 B 较少者的睡眠时间较长。不难明白,要想获得标准的睡眠时间,坚持健康的三餐很重要,如三餐热量适中、食物品种多样化及富含 B 族维生素等。

3.补足营养素。如果人入睡困难,应考虑补镁元素。镁元素在调节人体睡眠功能方面起着关键作用,失眠是镁元素缺乏的症状之一。深绿色带叶蔬菜、南瓜子、芝麻、豆类、小扁豆以及某些鱼类等含有丰富的镁元素。夜间时常醒来的人要补充钾元素。含钾食物有豆类、绿叶蔬菜、土豆、鳄梨等,必要时考虑采用药物来补充钾元素。白天犯困的人宜补充维生素 D,晒太阳是补充维生素 D 的一种好方式,同时要多摄取牛奶、酸奶、沙丁鱼、三文鱼、金枪鱼及维生素 D 强化食品等富含维生素 D 的食物。

4.挑选一件好睡衣。日本睡眠治疗师总结出好睡衣的条件有:①衣料应为质地平滑、柔软、舒适、针脚细密的棉质品或丝质品,具备轻、薄、软等特点。②颜色应淡雅,能放松身心,如粉色、绿色、米色等。鲜艳的红色、橙色以及黄色能使人产生紧张、兴奋的感觉,不利于入睡。至于一些深色的睡衣在染色时可能添加了更多的化学物质,不仅对皮肤不好,甚至可能致癌。③款式以分体式为佳,穿着舒适、活动方便,优于连身睡衣或连帽睡衣。

5.别放弃午睡。随着社会竞争的加剧,不少人放弃了中国人的好习惯——午睡,殊为可惜。知道吗?曾视午睡为可有可无的西方国家,近年来也兴起了"午睡运动"。德国甚至将午睡写入了法律,强制人们午睡。这是因为越来越多的科学研究显示,午睡有不可替代的保健作用。来自美、德等国的研究资料显示,若一个人午睡 6 分钟,则记忆力开始增强;若午睡 15 分钟,则能有效解乏,提高免疫力;若午睡 24 分钟,则可使工作效率提高34%,头脑的整体灵敏度提高 54%;若午睡 30 分钟,则发生心脏病猝死的风险可降低 37%;若午睡 45 分钟,则可有效降低血压;若午睡 90 分钟,则可对身体进行一次很好的修复。最好的午睡时间是每天下午 1－3 时,习惯早睡早起的人宜在 1－3 时左右午睡,习惯晚睡晚起的人适合在 2:30 左右午睡。但午睡时间不要太久,一般以 20～30 分钟为最佳。最新研究表明,糖尿病的发病率与午睡时间呈现相关性。相比于午睡或午睡时间不足 30 分钟的人,每天午睡 30 分钟以上的人血糖浓度要高,罹患原发性高血压、高脂血症的风险也有所增加。推测原因有两个:一是每天午睡可能减少了运动时间;二是白天睡眠过多会扰乱昼夜节律,使内脏接触更高浓度的压力荷尔蒙氢化可的松,从而影响血糖、血脂与血压水平。这一点值得有午睡习惯的人注意。

体 商

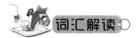

体商是身体商数的简称,英文缩写为 BQ,是一个人活动、运动、体力劳动的能力和质量的量化标准。

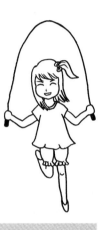

您是否有过这样的情况:为了赶汽车急跑了一阵后,就上气不接下气地大口喘气?蹲下后站起来就眼冒金星?夏天离开空调就中暑?秋凉刚到又感冒不断?无论有哪一种情况,都说明人的体商不及格。关于体商,您知道多少?

体商——健康新概念

人的智能用智商(IQ)来测量,情感用情商(EQ)来描述,人的体能能用体商(BQ)来描述吗?说对了。现在,运动医学专家已经用 BQ 来描述人的体商高低了。

BQ 听上去很"悬",其实很具体,就是生理年龄和日历年龄的比较关系,直接体现为敏捷性、平衡性、柔韧性、爆发力、耐久力等特性。举个例子,我国规定男性 60 岁、女性 55 岁退休,是把年龄作为衡量一个人体能的标准,但是人的差异较大,健康水平不尽相同,有的 60 岁甚至 70 岁的老年人体能胜过 50 岁的人并非个别现象。这就说明把年龄作为一个人的体力判定标准是有其局限性的,运动医学专家开始探索能更真实地反映体能的判定标准,于是一个突破年龄局限的科学指标——体商,就这样应运而生了。

您的体商如何?不妨来做个简单的自测。不过,体商的测定不同于体质调查,它不是对形态的测量(身高、体重等),它需要测量的项目内容有力量、速度、耐力、平衡能力、定向能力、柔韧性、协调性、灵活性、适应性等。适应性又含颠簸、高山、时差、水土和睡眠适应等。体商的高低与性别、年龄、脑力和体力劳动、地区、民族以及是否残疾等有关,特别是年龄。因此,不同的年龄组应有不同的检测项目和体商正常范围。

一般成年人可通过下面六项来完成自测。

1.平衡性:人闭眼,抬起一只脚,离地20厘米,计算单脚站立的时间,30秒为及格,1分钟为优秀。

2.敏捷性:在地上画出30厘米正方形,人双足并拢,在正方形前后、左右跳跃,计算1分钟跳的次数,100次为及格,150次为中等,180次以上为优秀。

3.柔韧性:人腿站直屈体,手指触地为及格,手腕触地为优秀。

4.耐久性:人深吸气,屏气半分钟为及格,超过半分钟者为优秀。

5.腹肌力:人仰卧,靠腹肌坐起为及格,双手扳头坐起为优秀。

6.爆发性:人下蹲,用下肢跃起后再下蹲计为一次,以眼不冒金花,能容忍心跳加速,达20秒15次为及格。

6项全及格或优秀者的体商为I级,5项及格者的体商为II级,3~4项及格者的体商为III级。若有4项不及格者,则为早衰。

运动是提升体商的重要法宝

如果体商低下,那该怎么办呢?最佳也是唯一的办法就是积极投身于运动。因为运动,尤其有氧运动是提升体商的重要法宝。首先,有氧运动是指运动身体的大肌肉群,使心脏持续加速跳动几分钟(如跑步、蹬车和游泳)。通过一次次的有氧运动,氧气被输送到肌肉。结果,心脏变得更加强壮,人做事则更有效率,不会很容易就感到疲劳或气喘吁吁了。其次,运动能使肌肉更加强健,强健的肌肉可给关节以更好的支持,使人不易受伤。另外,锻炼能增加柔韧性。众所周知,孩子比成年人敏捷,能将四肢弯曲到成年人不能达到的程度,这也是自小就开始锻炼的人长大后仍能保持柔韧性的奥秘所在。柔韧性越好的人就越不容易在活动中拉伤或扭伤。

优选合适的运动项目

具体该做哪些运动项目,应根据您的体质状态与健康状况挑选。先来说说体质。运动医学专家将体质划分为 5 种类型,每种类型各有不同的最佳运动方式。

1.健康型:指身体健壮,有较强的参加体育锻炼的热情和欲望,并能承受较大运动负荷的人。健康型人的运动方式以球类、田径、游泳等为佳,宜采用综合锻炼法。

2.一般型:指身体虽不太健壮,但没有疾病,体质处于一般状态的人。一般型人较适合球类、武术、健美操等。

3.体弱型:指体弱多病的人。体弱型人宜采用慢跑、定量步行、太极拳、气功等方法进行锻炼。

4.肥胖型:指体重超过正常标准的人。肥胖型人可选择长跑、长距离游泳和健美运动,目的是减肥瘦身。

5.消瘦型:指体重低于正常标准的人。消瘦型人可选用体操、健美运动等项目,并配合少量举重等肌肉练习,以增强肌力,使身体壮实而丰满。

再说说健康状况,应优先选择对器官针对性强的项目。

1.健脑:以弹跳运动为最佳的方式,如跳绳、踢毽子、跳橡皮筋、舞蹈等,这也是日本医学专家向中小学生开出的健脑处方。

2.强心:如骑自行车、跳绳、游泳、有氧操、划船、快走、慢跑、爬山、滑雪、瑜伽等,对心脏健康有明显的促进作用。

3.降压:高血压患者在正规服药的同时,辅以适宜的运动,则疗效更好。日本荒川教授推荐散步、骑车、游泳等项目。这些项目皆为动态的等张性运动,通过肌肉的反复收缩,促进血管的收缩与扩张,从而降低血压。

4.壮骨:以接触性运动为最佳,指那些可给人的肢体带来一定冲击力的项目,如篮球、排球、网球、艺术体操、田径等。另外,游泳也值得推荐。

5.养眼:首推乒乓球,能增强眼球睫状肌的舒缩功能而增强视力;其次,放风筝也有异曲同工之妙。

6.健肌:游泳最佳。一个人要想保持肌肉的形状,每周游泳2次即可达到目的;若要提高肌肉的功能,则须增至每周3次;如果天天游泳,则可常保肌肉青春。

7.美体:从日常站、坐、行等细节做起,加强平衡性锻炼。如:人站立时,全身尽量保持一条线,脚跟贴地承受体重,需纠正挺腹、弯腰、垂头等不好的习惯;行走时,保持步态稳健,一步一步向前行,不要拖泥带水,全身挺直;坐下时,头部与臀部也要呈一条直线,最忌侧身坐、垂头、弯腰或侧头沉思。同时,每天坚持做平衡操:取站位,向前伸直双手,手掌紧贴墙壁,保持全身成一条直线,然后弯曲手肘,身体做一前一后动作,持续 5 分钟,每天做 8～10 次。

8.强性:跑步可使性欲年轻 5 岁;游泳可延长勃起时间,游泳好手即使到了 60 岁高龄,性能力仍可与 30 岁男子媲美;瑜伽可提升性快感。

9.抗衰老:日本专家专为中老年人量身定做了一组抗衰老运动。

(1)广播体操。伴随音乐的旋律做操,锻炼躯体的柔软性,每天坚持做 15～20 分钟。

(2)排球运动。其可锻炼人的瞬间反应力,每天进行 15～20 分钟。

(3)1200 米步行。其可以培养人的持久力并增强肌力,每周进行 1 次,要求在 10 分钟内走完 1200 米。不过,对关节炎、脑血管意外后遗症以及高血压患者不必限制时间,随意走完即可,让脉搏勿超过每分钟 100 次。

(4)肌肉、关节屈伸运动。通过肌肉、关节的屈伸、扭转,可以防止肌肉萎缩、关节僵硬或挛缩,增加敏捷性与适应性。每周运动 1 次,每次 1 小时,如扩胸、伸展、转体等。

(5)传球运动。其至少需要 3 人参加,由慢渐快地传球,目的在于锻炼人对外界事物的反应能力,每天做 10～15 分钟。

观察资料显示,凡是坚持这样做的老年人,尽管已到七八十岁高龄,但身体的敏感性、运动的反应性、躯干的柔软性以及单纯的光感性和音感性等生理功能,都与 60 岁的人相仿。换言之,这些运动使他们年轻了 10～20 岁。

热身活动要有针对性

正式运动前要做热身活动,以避免运动中出现损伤等意外情况。热身运动需做多久呢?一般 5～10 分钟即够,或以身体微微出汗为准;也可结合季节予以微调,如夏季可适当缩短,冬季则应适当延长,让身体充分活动开来。

热身活动有很多种,既有全身性的,也有特定部位的。选择时需要考虑所要做的具体运动,以增强针对性。举例如下。

1.跑步。热身活动包括膝关节和踝关节的屈伸、绕环动作,以及肩关节绕环和髋关节的扭转动作等。此外,还可通过快走或慢跑使身体预热。

2.跳绳。与跑步相似,但跳绳要靠手腕摇绳,所以要加强手腕的活动力度。

3.篮球。其主要针对手指、手腕、胯关节、膝盖、脚踝等部位热身,如:通过双手互压来提高手指韧带弹性;通过多个方向转动来提高手腕韧带弹性;通过转体运动来活动腰部;多做弓步、蹲起和绕环来提高膝、踝韧带和肌肉的活力。

4.羽毛球。其主要是活动上肢和膝盖,可重点做肩关节的绕环、拉伸,腕关节的扭转,膝关节的屈伸以及踝关节的转动动作。

5.乒乓球。其主要针对手腕及肱肌。手腕可通过转动来提高灵敏度和肌肉活性;肱肌可通过拉伸运动来达到充分预热的目的。

6.网球。其主要针对肩、肘和腰部。肩部可通过转动拉伸来活动韧带、肌肉;肘部可通过屈伸来活动韧带;腰部主要通过拉伸和绕环动作来充分预热。

其他项目照此类推,原则是根据重点运动部位来做热身活动。

衰　老

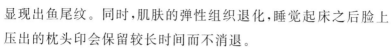
词汇解读

衰老指一个人随着年龄的增长而不断老化，身体里的各器官、组织功能逐渐衰退，对外界环境的适应性和抵抗力一天天减弱的生理过程。

认识衰老

说起衰老信号，人们会如数家珍地说出头发花白、皮肤有皱纹等，其实还有不少被人们所忽略的征象。请看医学专家的提示。

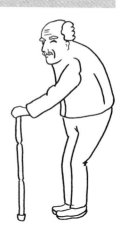

1.肌肉衰减。葡萄牙学者研究显示，男女体内的肌肉量，尤其男性，多在 27 岁以后开始衰减，每 10 年约减少 1.6～2.3 千克，而脂肪则可增加 2.8～4.5 千克，此乃衰老的最早信号。

2.鱼尾纹。人到 35 岁后，皮肤中的胶原蛋白被分解。当人微笑或眯眼时，眼角就会显现出鱼尾纹。同时，肌肤的弹性组织退化，睡觉起床之后脸上压出的枕头印会保留较长时间而不消退。

3.眼睛变化。人过 30 岁，眼上睑眶内脂肪突出或泪腺下垂，可形成肿眼泡，好像没睡醒一样。同时，皮肤胶原弹性下降，脂肪萎缩，上眼睑开始松弛，眶隔脂肪膨隆外凸，导致双眼皮成为内双或者多褶皱，外眼角下垂，形成"三角眼""眯缝眼""八字眼"等。另外，40 岁后，人眼球中的晶状体弹性减低，累及视觉，把一本书放在一臂远的位置，需要眯着眼睛才能看清，谓之"老花眼"。

4. 老年斑。45 岁后，人伸出手背，可能看到棕色或白色斑点，俗称"老年斑"，表明人色素生成细胞开始老化。

5. 听力减退。其一般始于 69 岁，意味着人开始需要助听器的帮助了。

6. 关节痛。锻炼后，您的双手、双膝和臀部若出现疼痛，则很可能是患上了骨性关节炎，多见于 65 岁以上的人。

7. 越来越怕冷，尤其是手脚等部位常感冰凉，保暖也无济于事。如果不是甲状腺疾病（如甲状腺功能减退）或贫血，则应考虑循环系统衰老所致。人体步入衰老阶段后，血液循环变慢，代谢率下降，皮下血液末梢循环无法正常运行，肢体末端的手足部位就容易感到冰凉。

8. 憋不住尿。这意味着膀胱衰老，多从 40 岁开始并逐年加剧。如 30 岁时膀胱能容纳两杯尿液，到 70 岁时只能容纳一杯，减少了一半。这种现象在女性尤为明显，尤其是进入更年期后，雌激素水平下降迫使尿道组织变得更薄、更无力，膀胱的支撑功能进一步下降，尿意更为频繁，起夜次数增多。

9. 口干或频繁清嗓子。舌头感觉像砂纸一样干涩。如果没有糖尿病，则这应被视为衰老的征兆，意味着不仅汗腺、皮脂腺在退化，就连分泌唾液、帮助润滑口腔的唾液腺也开始退化了，唾液的分泌正在减少。另外，嗓子分泌黏液的腺体功能也开始衰退，致使嗓子润滑能力变差，容易产生刺激，造成您需要频繁清嗓子。

10. 稍多吃一点就感觉腹胀。特别是晚餐吃较多的肉类或是高蛋白食物后，会觉得腹胀难受，此乃胃肠功能退化引起的衰老表现。

11. 牙齿变长，耳、鼻与脚等变大。英国科林恩博士研究显示,人的牙龈从 40 岁开始萎缩,牙齿看上去比年轻时增长约 0.6 厘米。另外的研究显示,与骨骼肌肉不同,耳朵由柔软有弹性的结缔组织软骨组成,会随着年龄增长而继续增大;鼻子会变长;双脚会变长、变宽,40 多岁后,每 10 年,脚约增大 1 码。

12.嗓音变化。约从 70 岁开始,男性软骨开始变薄,声带稳定性变差,说话声音变得更尖。女性绝经之后,雌激素缺乏,声带容易肿胀,说话声音多变得低沉。

13.睡醒后头痛,晨起出现倦怠感。伦敦头痛研究专家道森博士表示,人睡着几小时或者午睡后头痛是衰老症状之一,多表现为脑后隐痛。另外,经过一整晚的休息,人晨起后依旧感觉倦怠、四肢疲软无力,说明身体的吐故纳新能力减弱了。

14.性变化。男性不想做爱(性欲降低)、阴茎勃起障碍、感觉疲累,女性的性唤起时间延长、阴道干涩、没高潮、不再关注外表而变得邋遢等,这都是衰老的信号。

饮食抗衰老计划

人们害怕衰老,可衰老又是不可抗拒的人生规律,最好的办法是从饮食与运动等方面着手,尽量延缓衰老的速度与进程。首先,来看看饮食抗衰老计划。

印度营养专家认为,抗衰老的关键是通过饮食补充足够的维生素、微量元素及抗氧化剂等物质。具体食物举例如下。①鳄梨:富含抗氧化剂谷胱甘肽,可中和"坏脂肪",抗击自由基而缓解衰老;②西兰花:钙含量高,有助于提高免疫力,防止骨质流失和癌症;③胡萝卜:富含 β 胡萝卜素,延缓眼睛衰老;④黑巧克力:富含多种抗氧化剂,可防止细胞受损;⑤鸡蛋:营养仅次于母乳,丰富的叶黄素可防止眼睛衰老;⑥鱼:富含 ω-3 不饱和脂肪酸,可保护血管、降低血压及延缓遗传物质受损;⑦大蒜:可保持血液循环和血氧量,可延缓皮肤、头发和指甲衰老;⑧莴苣:富含锰、镁、钾、铁、磷和钙等矿物质,可防止自由基损伤,保护免疫系统;⑨绿茶:富含多种抗衰老的抗氧化剂,如甲基黄嘌呤等;⑩豆类:含有可缓解肿瘤生长的皂素;⑪坚果:富含具有抗衰老功效的类黄酮;⑫洋葱:富含消化酶,可解毒和增强免疫力;⑬欧芹:天然利尿剂和体内"清洁剂";⑭红色水果:如草莓,比绿色果蔬含有更多的抗氧化剂;⑮菠菜:富含叶黄素和玉米黄素等强抗氧化剂;⑯番茄:富含槲皮素和抗氧化剂茄红素,可高效清除体内自由基;⑰蔬菜:深绿色、深红色或明亮的橙色和黄色蔬菜可补充抗氧化剂和维生素。

另外,烹调方式也与衰老有关。日本研究发现,爱生吃新鲜蔬菜的人,身体年龄比实际年龄平均年轻 5 岁;不爱生吃蔬菜的人,身体年龄比实际年龄平均衰老 6 岁;经常吃快餐、熟食、方便面等加工速食品的人,身体年龄比实际年龄老 5 岁;不常吃加工速食品的人的身体年龄则比实际年龄年轻 5 岁。原因在于,在较长时间的高温加工下,糖、蛋白质和脂肪会产生一种有毒化合物——晚期糖化终产物,有一定毒性,可加速机体老化,甚至加大罹患阿尔茨海默病(俗称"老年痴呆症")和糖尿病的风险,而生吃蔬菜则可避免这一危害。不过,前提是该蔬菜能够生吃。

运动抗衰老计划

饮食抗衰老尚须与运动结合起来,方能收到最佳效果。一位叫作黑根的加拿大健身专家和理疗师,从教学实践和临床研究中总结出来一套运动抗衰老方法,值得推荐。

1.深蹲。这种方法可锻炼膝关节,减少疼痛。做深蹲锻炼时,男女姿势有别:女性宜把双脚脚趾略微向外分开,分开的距离稍宽于臀部,以便让股骨与髋关节成一线,下蹲时使膝盖位于踝关节上方,而不是前移;男性的髋关节结构与女性略有不同,做深蹲动作时,脚趾应当朝向身体前方。

2.力量训练。力量训练方式如举重、仰卧起坐、俯卧撑、下蹲等。研究显示,仅 26 周的力量锻炼就能从基因层面上逆转老龄化的进程,并能保持肌肉的重量。

3.多做用脑的运动。如:打网球、乒乓球和羽毛球可提升人的反应力;跳交际舞和伦巴舞能提高人的记忆力;练跆拳道和跳韵律踏板操等则可提升改变身体方向的敏锐力等。

4.提倡间歇式有氧锻炼。研究显示,每周进行 4 小时的有氧锻炼,比 2.5 小时中等强度的有氧运动更有益于心脏健康,因为有氧运动能改善线粒体功能。而线粒体是人体细胞中生成能量的细胞器,通常会随着年龄的增长而减少。如果觉得每周进行 4 小时的有氧锻炼难于坚持,不妨选择间歇式锻炼,即把高强度的锻炼与低强度的恢复休息交替穿插起来进行。

5.多做瑜伽和普拉提运动。这两种运动有很多四肢交叉的姿势,能促使两侧大脑展开积极的"对话",增强两个大脑半球之间的神经连接,可有效延缓大脑的衰老进程。

6.适当的跳跃动作,以及箭步蹲、高抬腿和跳绳等锻炼可增强骨密度。这得益于来自地面的冲击力。为了保护膝关节,跳跃不要太用力,迈出有力的步伐(如踩死一只虫子的力度)就足够了。

7.散步带个计步器,每天走 1 万步。计步器会对人的步行状况进行跟踪记录,使人在不知不觉中增加行走里程,不断挑战自己的散步纪录。

针对性保护计划

在坚持饮食与运动相结合的基础上，针对体内某些容易衰老的器官实施保护计划，抗衰老效果会"更上一层楼"。

1.眼睛保护计划：多摄取富含叶黄素的食物，如南瓜、玉米、甜椒等橘黄色果蔬；中医认为枸杞、胡萝卜、木瓜、桑葚等有明目之功，亦可多吃；户外运动时戴上专用的运动环绕式太阳镜；电脑族应随年龄的增长而增大电脑屏幕上的字号，美国科学家发现，字号大小每增加2.8个点，就能让阅读任务完成起来轻松8%。

2.膀胱保护计划：不要憋尿，教师、司机、电脑族等尤应注意；前列腺增生患者应尽早就医诊治，避免因前列腺增生造成膀胱损害；按时排尿，无论是否需要，每小时排尿一次；做提肛运动，增强膀胱肌肉的力量。

3.胃肠保护计划：每天饮水至少1500毫升，防止腺体早衰，减轻口干症状；枸杞对阴液缺乏者有效；多摄取酸奶、豆豉等富含益生菌的食物（研究资料显示，补充益生菌4周，大多数人能有效减轻胃肠道胀气），从而增强消化能力。此外，用细嚼慢咽取代狼吞虎咽也是减少胃肠负担的一个有效办法。

4.关节保护计划：多摄取洋葱、葱、大蒜、韭菜等葱类（其含二烯丙基二硫化物，可抑制伤害软骨组织的酶，保护软骨组织）和鱼类（其含有 ω-3 不饱和脂肪酸，可降低炎症反应，减少关节疼痛），以及山药、牛蒡（其有强壮筋骨的效果）等食物；体重超重或肥胖者要减肥瘦身，以减轻关节负担。

5.肌肉保护计划：多做力量训练，以保持肌肉和脂肪之间的平衡。英国学者发现，做力量训练后服用 20 克乳清蛋白，能让肌肉增长49%。

积累寿命

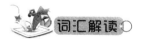词汇解读

从日常细节做起,调整不健康的生活方式,一点一滴地积累健康,就很可能拿到长寿的"入场券"。

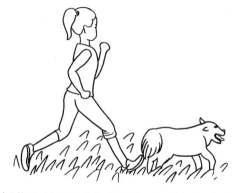

关于如何获取长寿的"入场券",是不少人非常关注的话题。大量的医学研究与百岁老年人的调查资料显示,长寿是日常生活中一点一滴积累健康细节的结果。如果从现在起就开始健康积累大计,人最终的寿命将比想象的要长很多。

从饮食积累

吃是人生存的第一位,也是决定生命长短的首要因素。因此,在坚持食物品种多样、比例均衡的基础上,注重细节的积累,将对健康大有助益。

1. 日本研究启示,坚持喝牛奶可使人的寿命增加7.2岁。牛

奶是一种纯天然的最有营养的抗衰老和补给营养的食品，在提供能量、减少疼痛、改善过敏体质、加速身体康复以及振奋情绪方面，具有不可替代的优势。日本民族之所以能高居世界长寿排行榜的首位，牛奶的贡献不可替代。

2. 意大利学者发现，每天至少吃一份生蔬菜，可以延长寿命2年。

3. 美国学者披露，每周吃 5 次坚果的人（如 50 克左右的核桃）能够多活近 3 年。这得益于坚果类富含对心脏健康有益的成分。

4. 雅典学者揭开了希腊伊卡里亚岛居民长寿之谜——爱喝咖啡。岛上 1/3 的居民能活到 90 岁，癌症发病率比西方其他国家低 20%，心脏病发病率低 50%；几乎没有人患阿尔茨海默病（俗称"老年痴呆症"）。对此，咖啡发挥了一定的作用。研究人员认为，每天摄入 25～50 毫升黑咖啡最理想，咖啡里的咖啡因和抗氧化成分能显著提升动脉功能，但多喝无益。

从运动积累

运动可益寿。以下几个细节特别值得关注。

1. 澳大利亚的一项涉及 1400 名男女的研究显示，加入足球队可让人年轻 3.5 岁。除了锻炼可保持肌肉有力、关节灵活、心功能增强以及肺活量增大等好处外，还有社交所带来的化解压力、防止心理过早老化的效果。

2. 澳大利亚另一项针对 30 万高尔夫球运动者的调查发现，痴迷于高尔夫球运动的人，早亡概率减少 40%，平均寿命比其他人长 5 年。原因在于高尔夫、保龄球、游泳等时尚运动，既能开阔心胸，还能锻炼体格。

3. 做家务。医学研究表明，一个人闲来用吸尘器清理地板

积累寿命

或者擦玻璃 1 小时,平均消耗能量达到 1200 千焦之多,死亡风险可相应降低 30%。

4. 多走路。这有助于人拥有一双强壮的大腿,意味着人将拥有更高的平衡能力、灵活性与忍耐力,减少跌倒和髋部骨折的风险。美国科学家甚至认为,从走路就可判断人的健康状况,以一个 70~79 岁的老年人为例,如果其一次可步行约 400 米,说明其健康情况至少能让他多活 6 年。老年人每次走的距离越长、速度越快、走得越轻松,他的寿命也就越长。

从精神积累

健康不单指体格,还包括心理,绝对不可低估愉快的情绪对长寿的贡献。

1. 美国匹兹堡大学的研究人员发现,永远在心底里对所有的人和事都抱有一颗感恩的心、无时无刻不赞美别人的人能把每一天都过得快乐充实,也活得更健康,寿命可增加 2 岁。如丈夫对妻子说"您真美",对同事说声"谢谢"等。

2. 挪威科技大学一项研究显示,幽默可以使人更健康、更快乐,当幽默的人患上重大疾病时被治愈或好转的可能性比其他人要高出 30%。原来,笑可以使人产生更多的保护性荷尔蒙,调节血压,减小压力,增强免疫系统。多笑可以使人的寿命增加 8 岁,这与中国人的"笑一笑,十年少"的观点不谋而合。所以,建议从现在就开始多看喜剧电影,多听相声,多讲笑话,为自己增寿吧。

3. 美国耶鲁大学披露,保持乐观心态的人罹患冠心病的概率减少 30%,比那些成天担心自身健康的同龄者平均多活 7 年。

从防病积累

疾病是人类长寿路上最大的"绊脚石"，积极预防和治疗疾病是延年益寿的关键。记住：预防胜于治疗，而早治疗又胜于晚治疗。

1. 常在家测血压可以使人的寿命增加 10.2 岁。通常一个拥有相对较低血压（115/75 毫米汞柱）的人比那种血压相对较高（140/90 毫米汞柱）的人的寿命会更长一些。买一个臂式电子血压计在家自测血压，一旦发现血压超标，立即想办法将血压降下来，如勤运动，减少脂肪、盐、酒的摄入量，不玩过山车等过于惊险的游戏，必要时在医生指导下使用降血压药物等。别等身体出问题了才想起测血压，那就有点"亡羊补牢"的意味了。

2. 口腔健康可使人的寿命增加 6.4 岁，而使用牙线则更有助于人减少患牙周病等口腔疾病的风险。牙线优于牙刷之处在于它不仅能将残留在牙缝间的食渣剔出来，而且可以让人的牙齿不再生垢。

3. 男人勤于检查前列腺。美国班克斯博士大声疾呼："积极主动寻求高质量的医疗保健和慢性病护理的人，往往可以比不采取任何防范措施的人多活 12 年。"前列腺是男人的一处"是非之地"，勤检查前列腺是男人进入寿星行列的一张必不可少的"入场券"。

从其他细节积累

1. 养宠物可使寿命增加 11.4 岁。养狗胜过养猫，因为狗可以"强迫"您每天早晚出去散步，从而降低发生心脏病、脑卒中（俗称"中风"）的风险，这是英国韦尔斯博士的研究结论。

2. 找个好伴侣可使寿命增加 6.5 岁。美国洛克菲勒大学的罗森博士解释说,离婚会增加孤寂感,加速白细胞的老化,而长寿需要两个人共同来维系。

3.勤动脑可使寿命延长 4.6 岁。经常做游戏、看书、上网或学习,可使人的大脑高速运转,保持头脑的清晰敏捷,延缓衰老,以及预防阿尔茨海默病(俗称"老年痴呆症")。

4.海边晒太阳可使人的寿命增加 3.3 岁。万物生长靠太阳,人也不例外。哥伦比亚大学研究显示,缺少光亮可能导致抑郁症或其他相关问题的出现,如酗酒、自杀等。到海边晒太阳,每星期 5 天,每天 30 分钟,可以治好一半以上的抑郁症患者。